JN133987

コミュニティナースとは、
地域のみなさんの暮らしの
そばにいる看護師です。

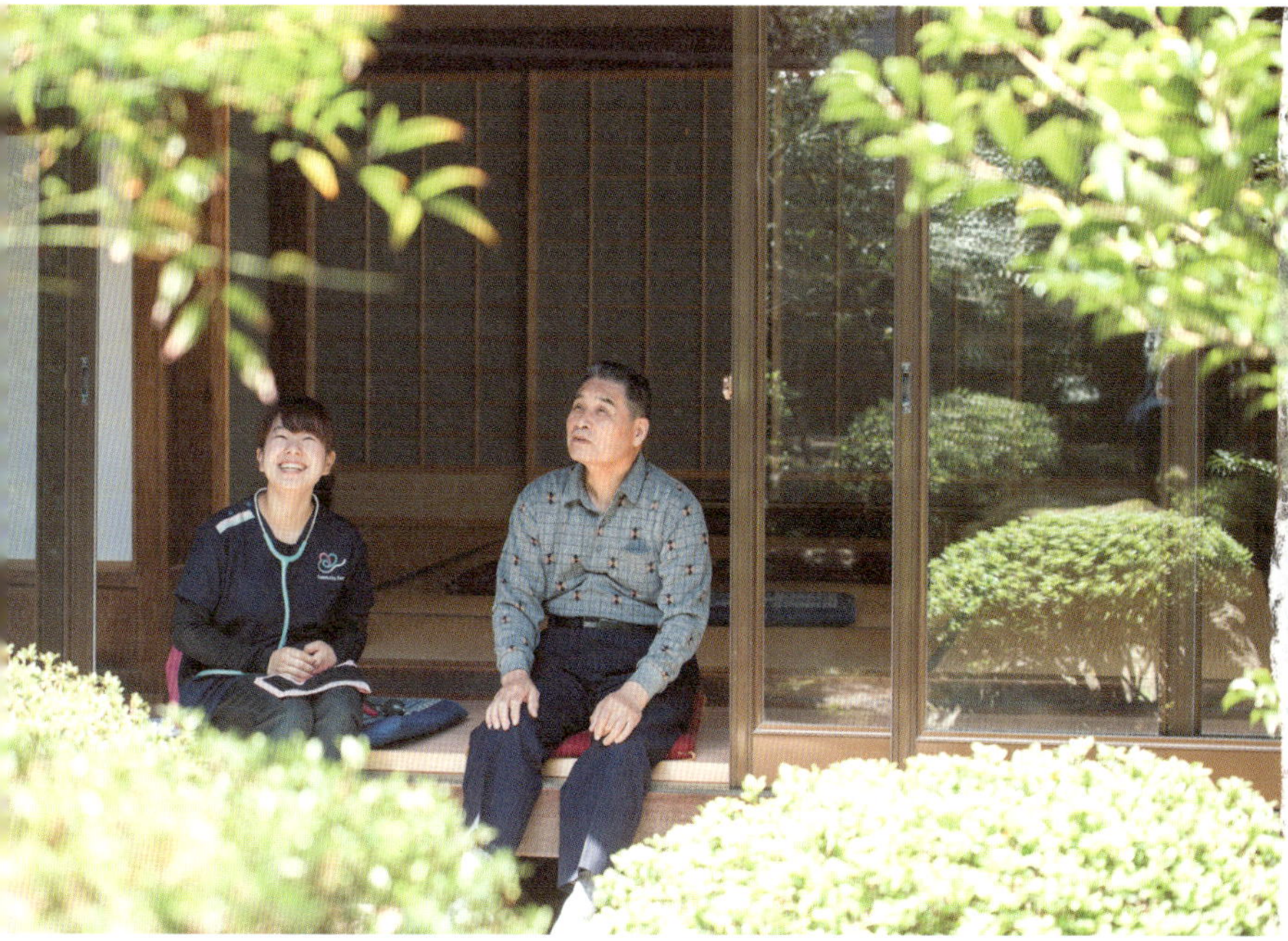

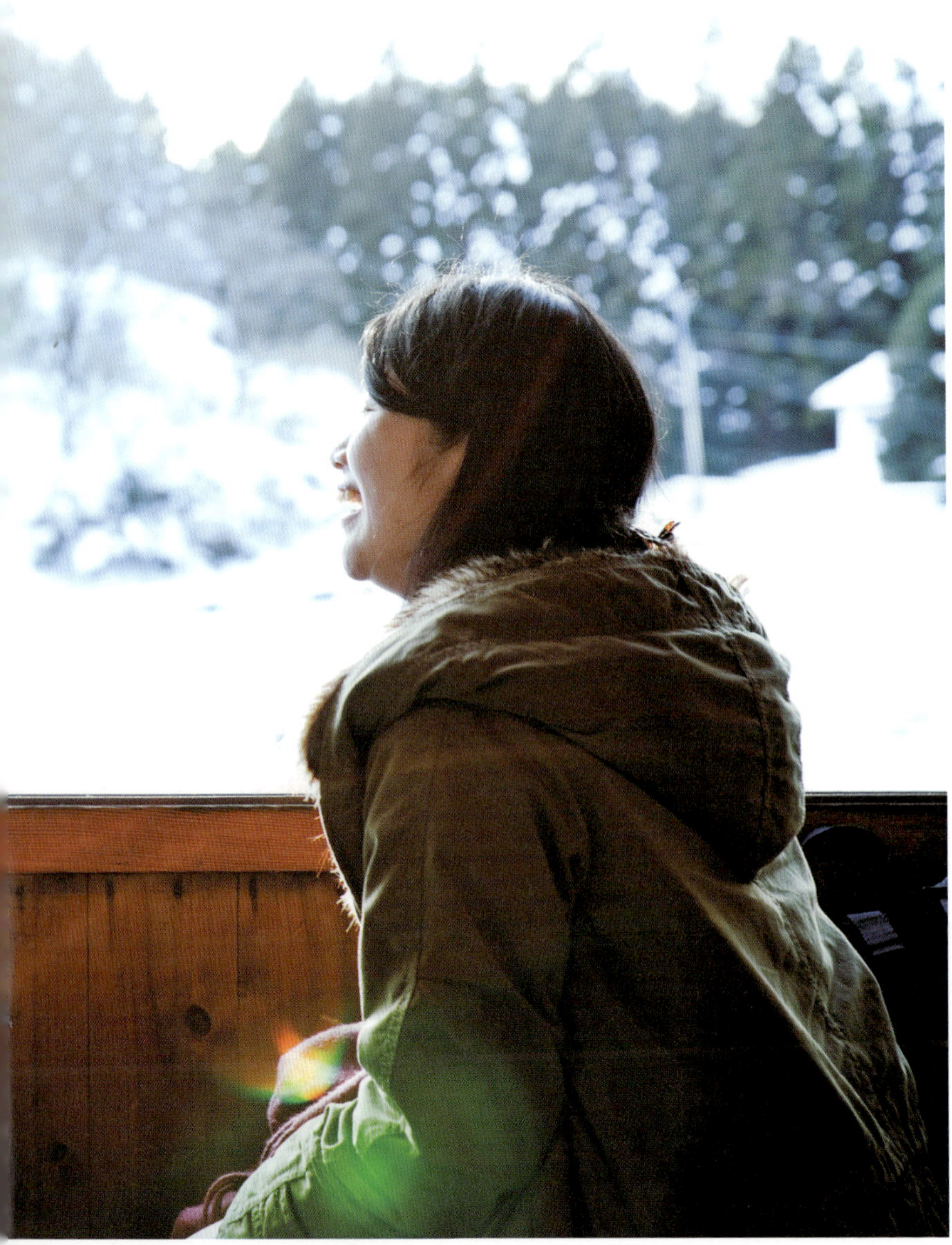

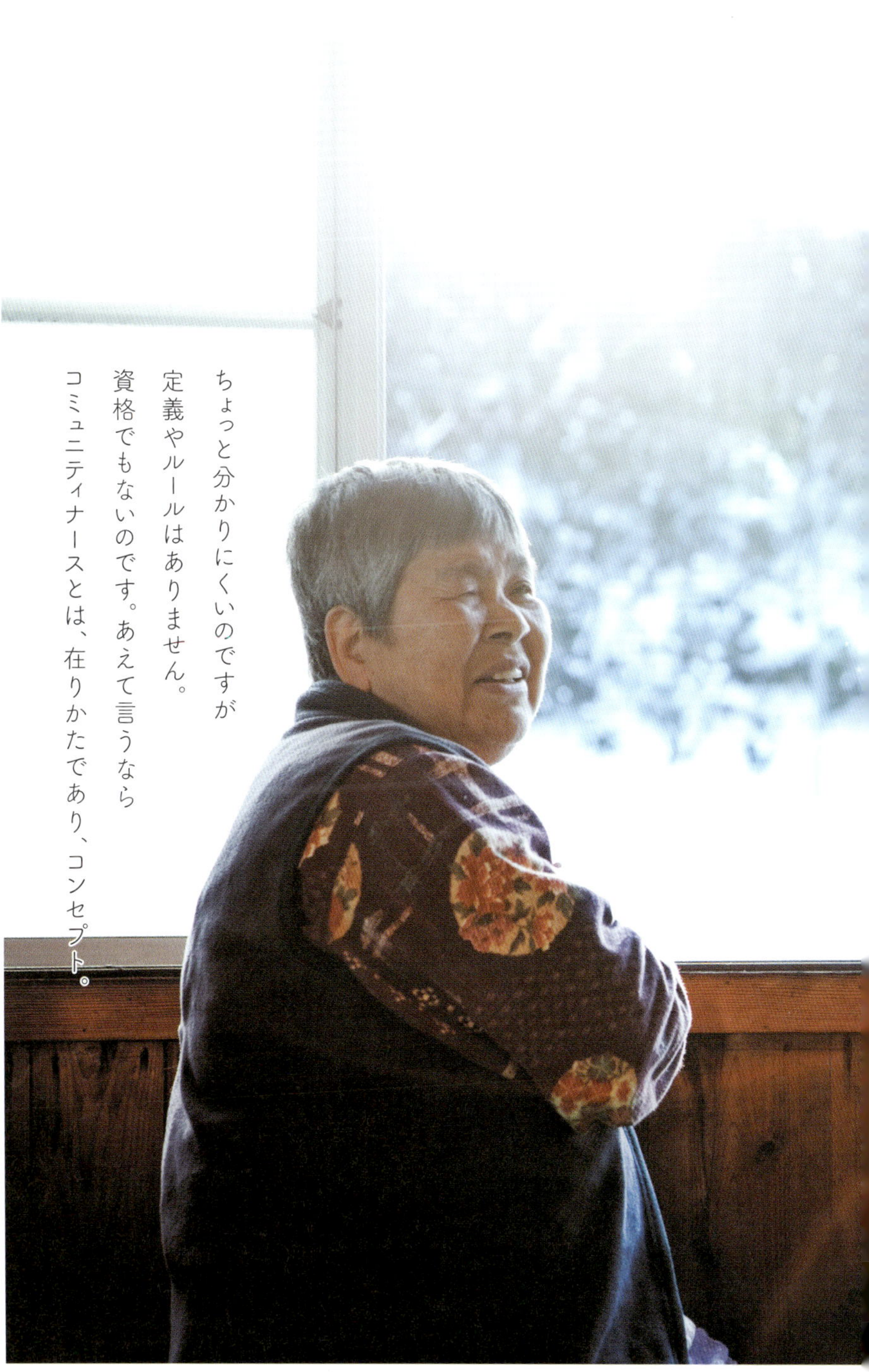

ちょっと分かりにくいのですが
定義やルールはありません。
資格でもないのです。あえて言うなら
コミュニティナースとは、在りかたであり、コンセプト。

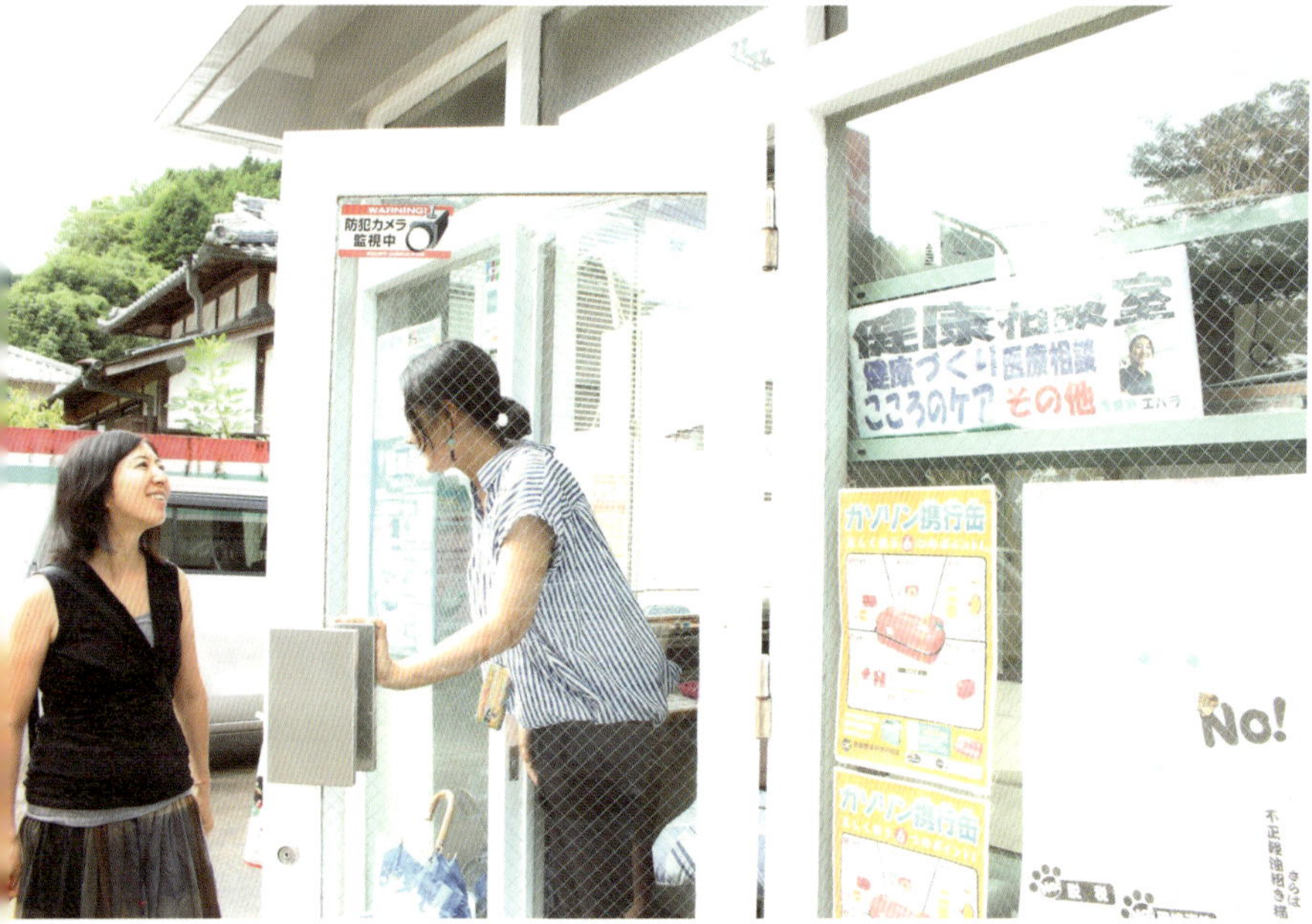
防犯カメラ
監視中
健康相談室
健康づくり 医療相談
こころのケア その他
ガソリン携行缶
No!

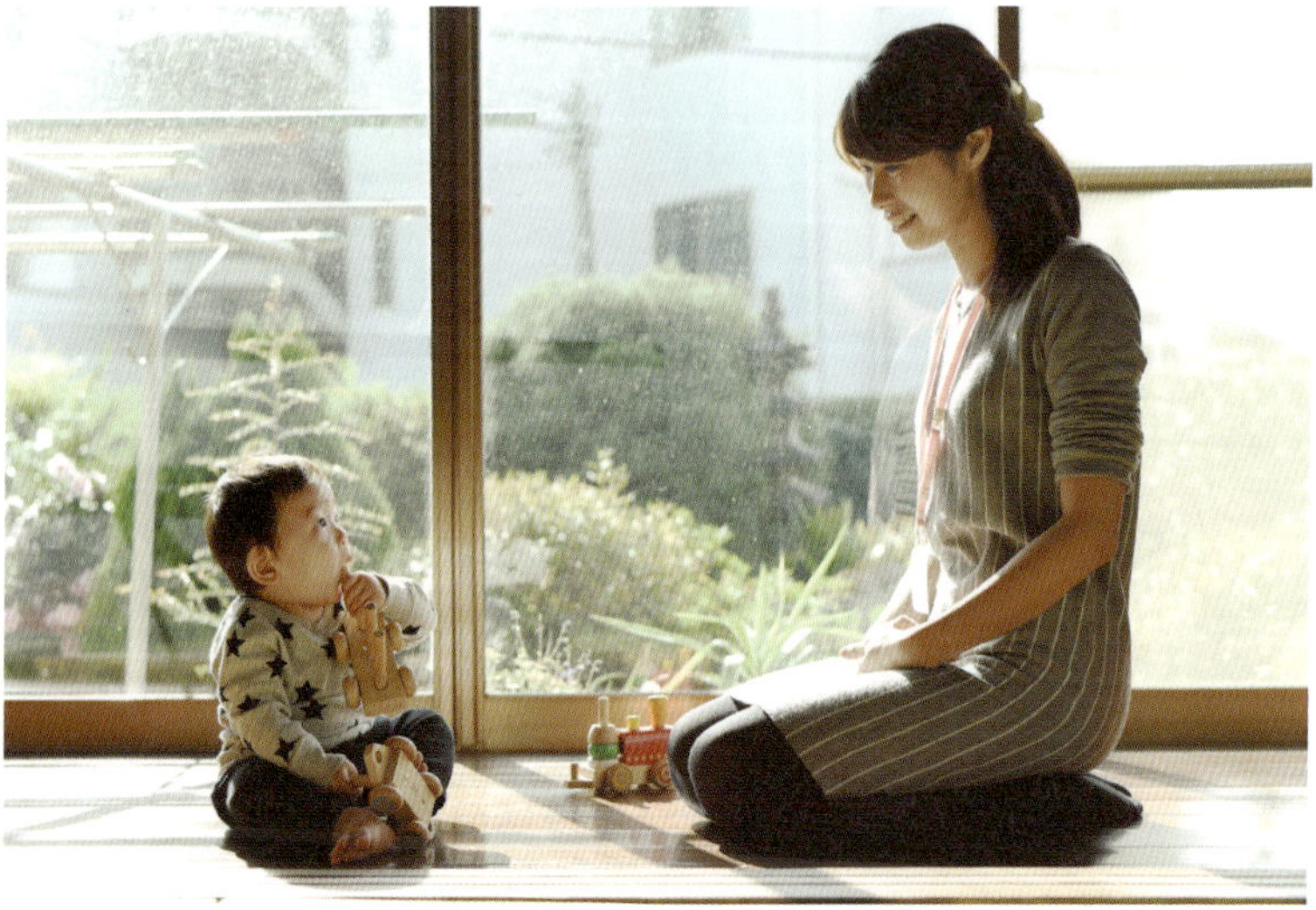

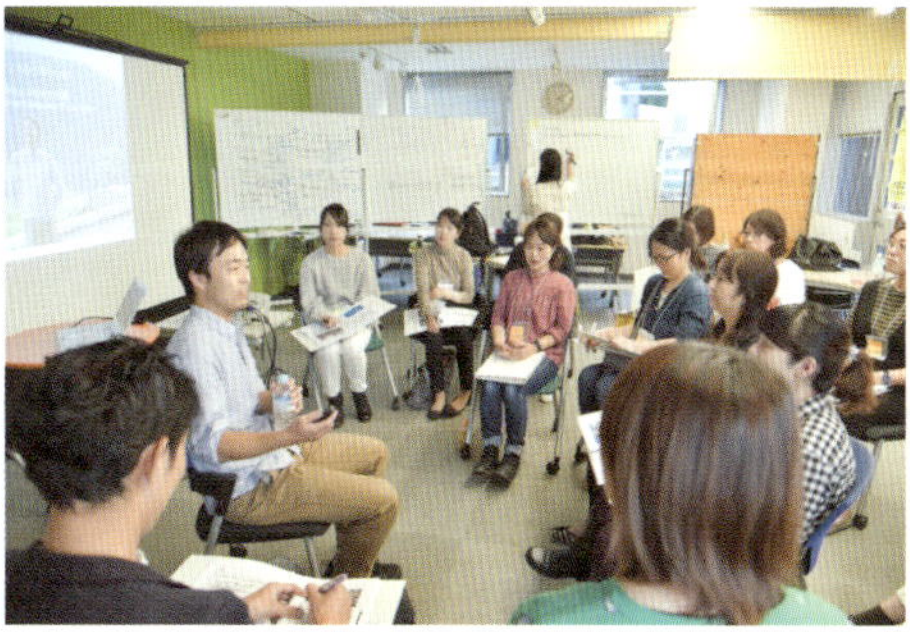

生きかた、とも
言えるのかもしれません。

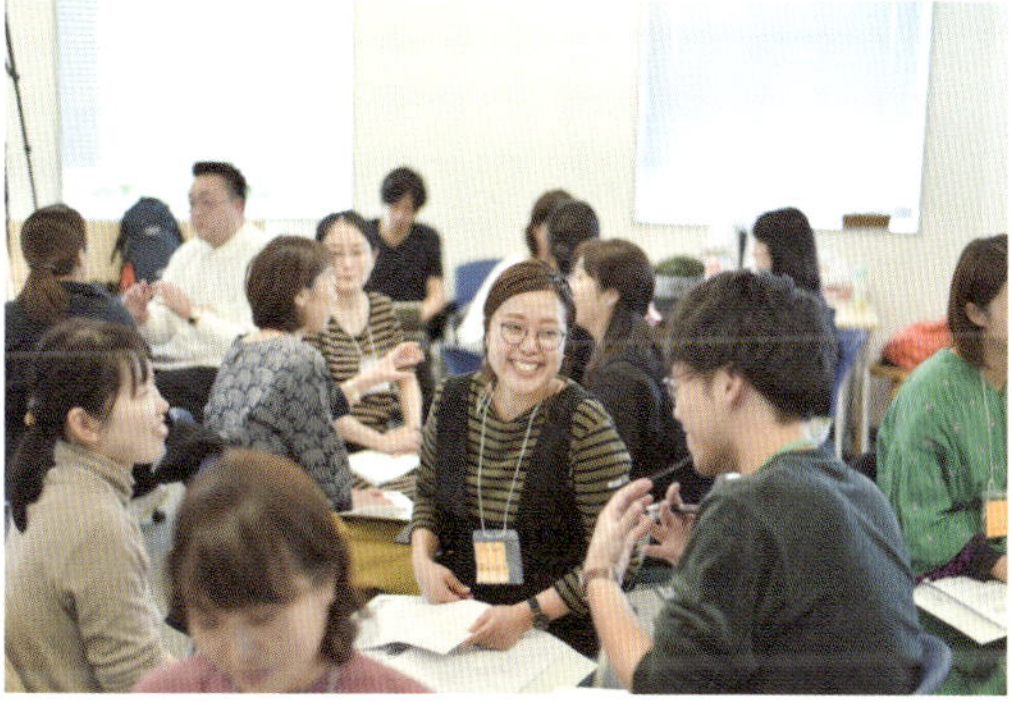

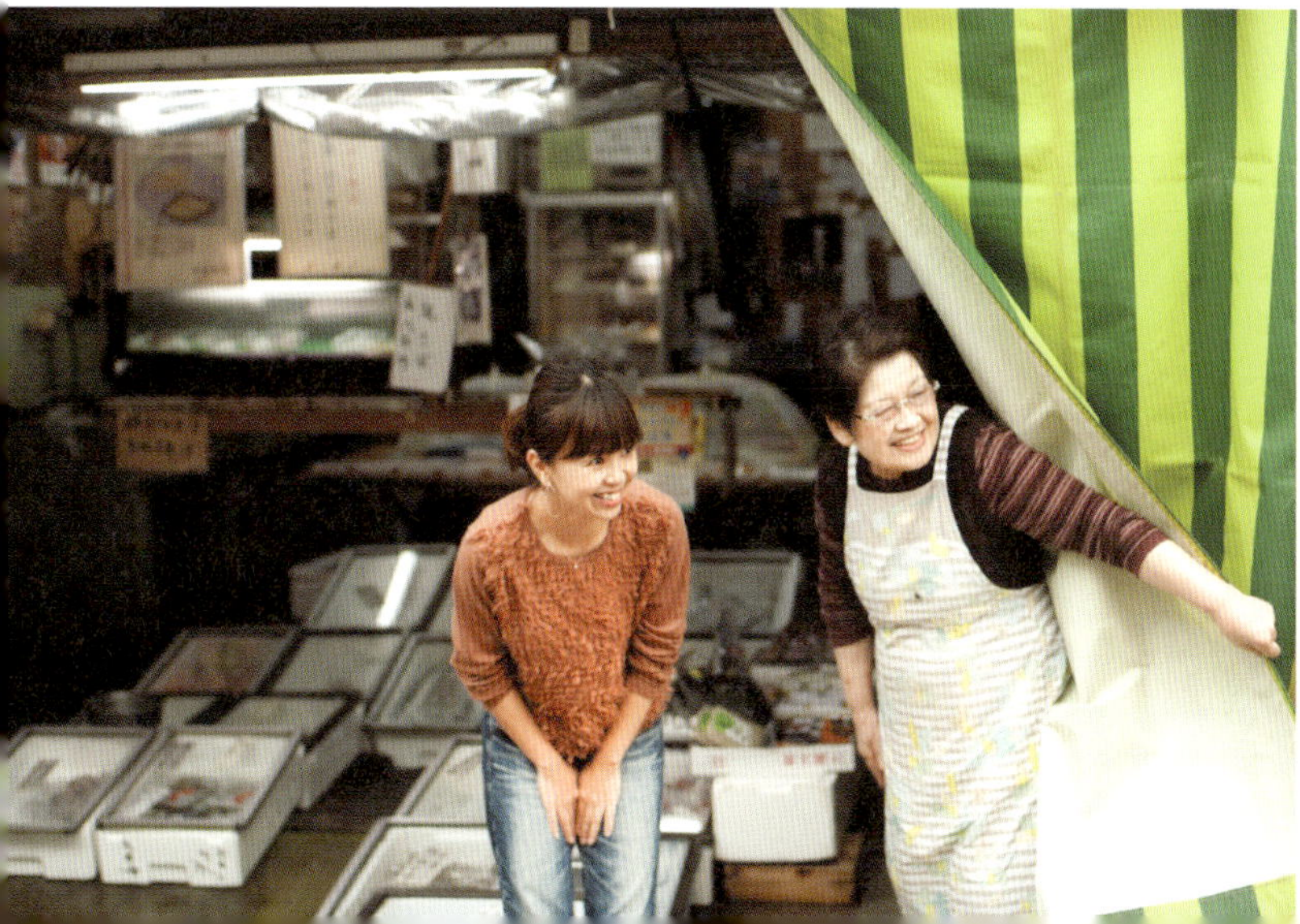

「地域にこういう人が必要だ」と思って始め、

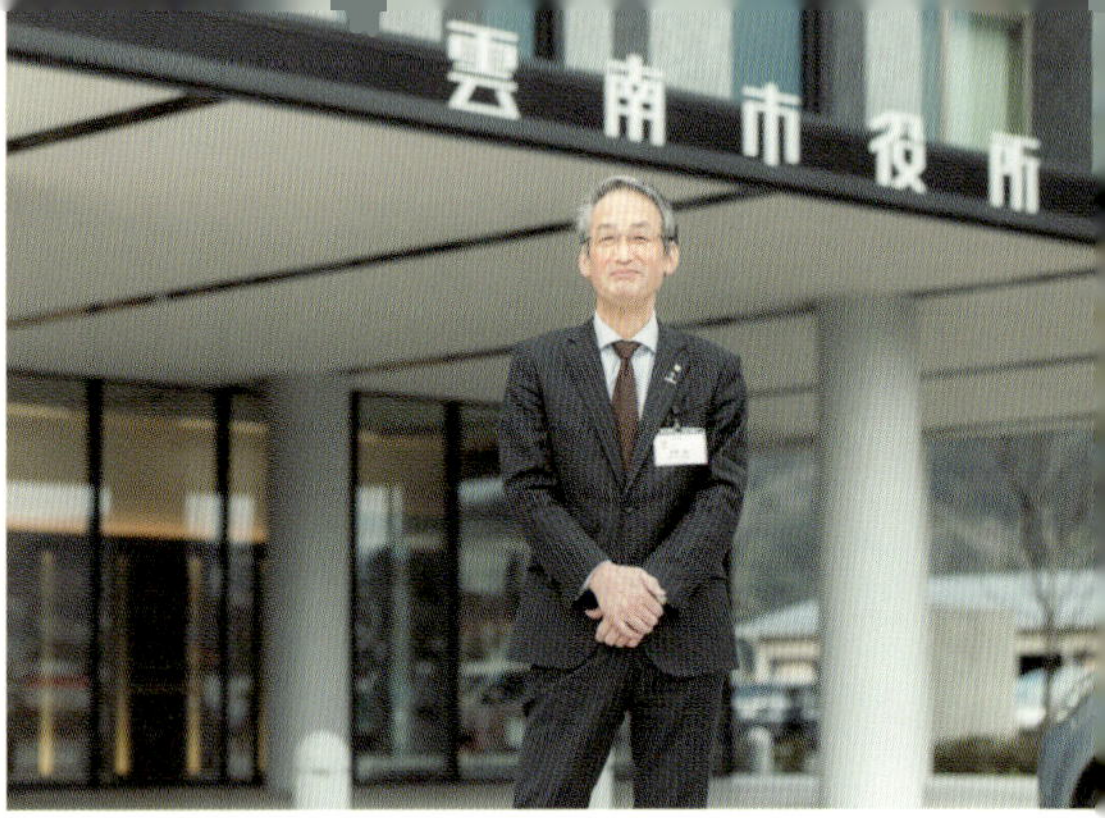
雲南市役所

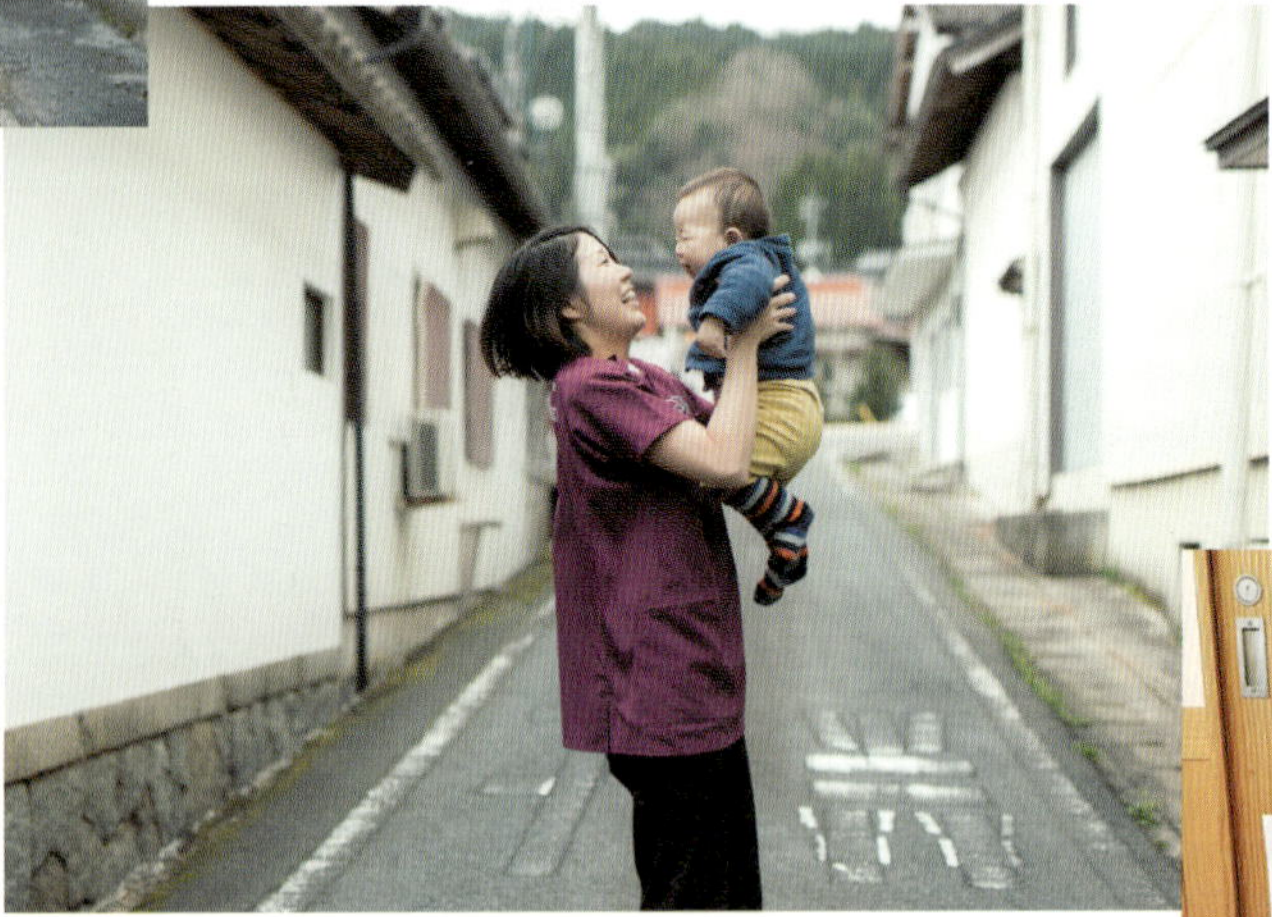

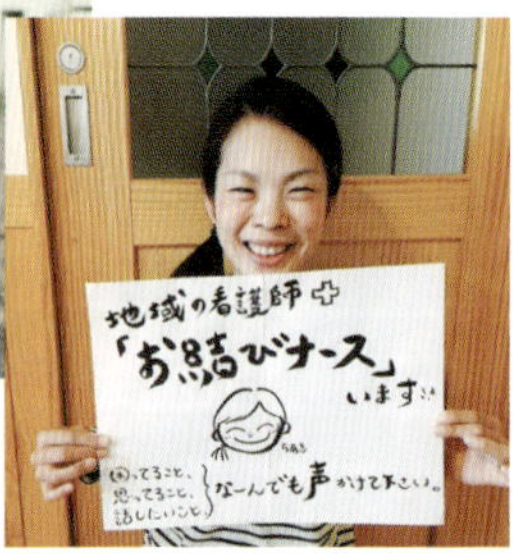
地域の看護師
「お結びナース」
います!!
困ってること、
思ってること、
話したいこと、
なーんでも声かけて下さい。

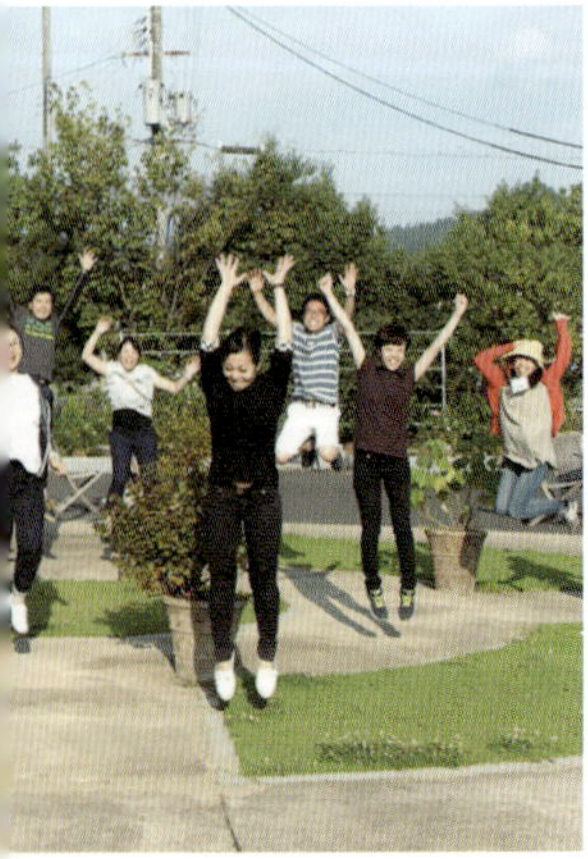

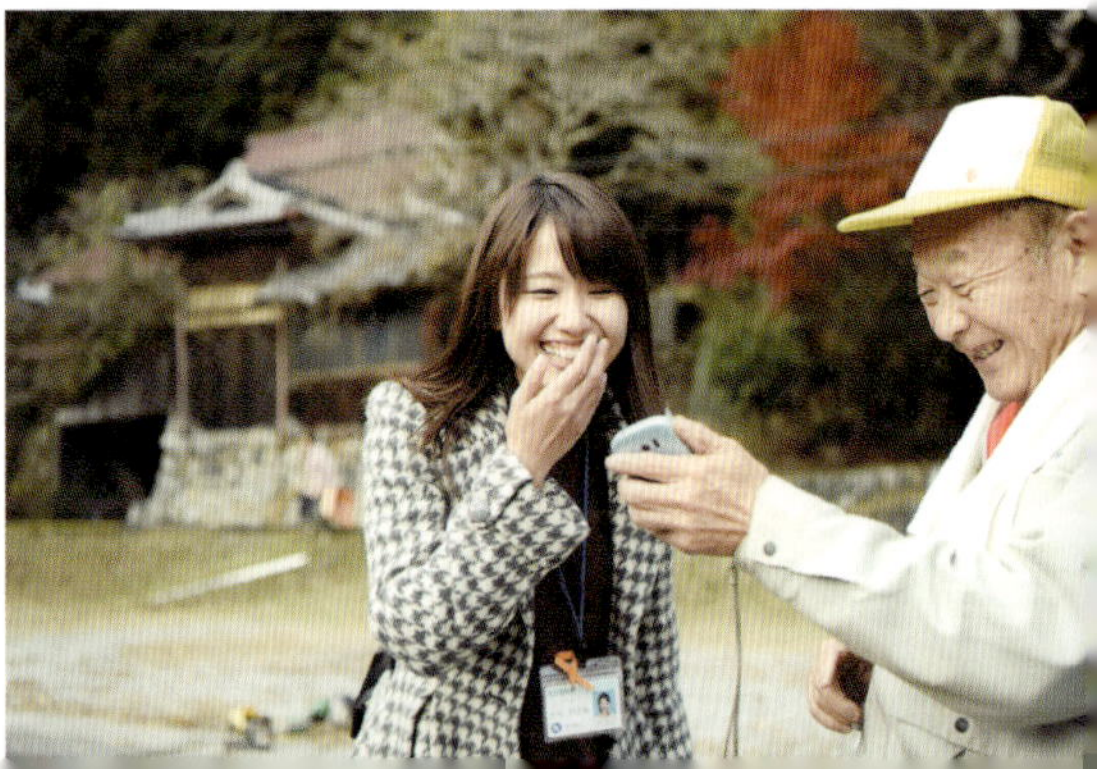

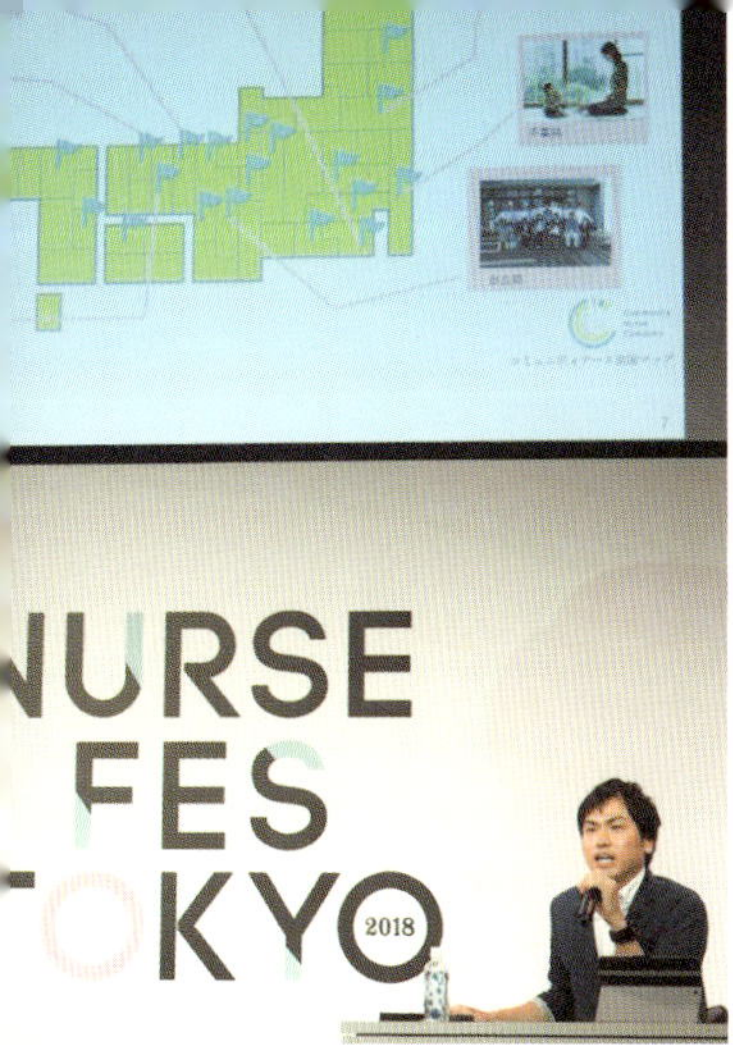

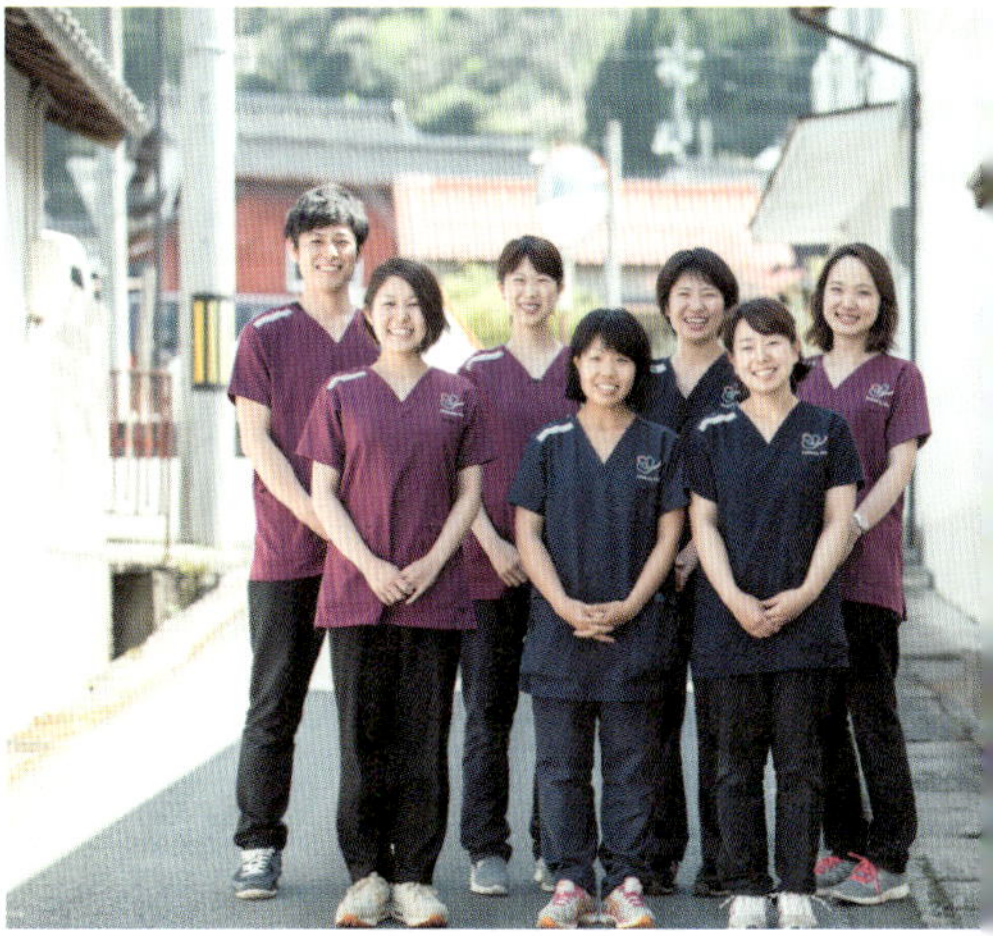

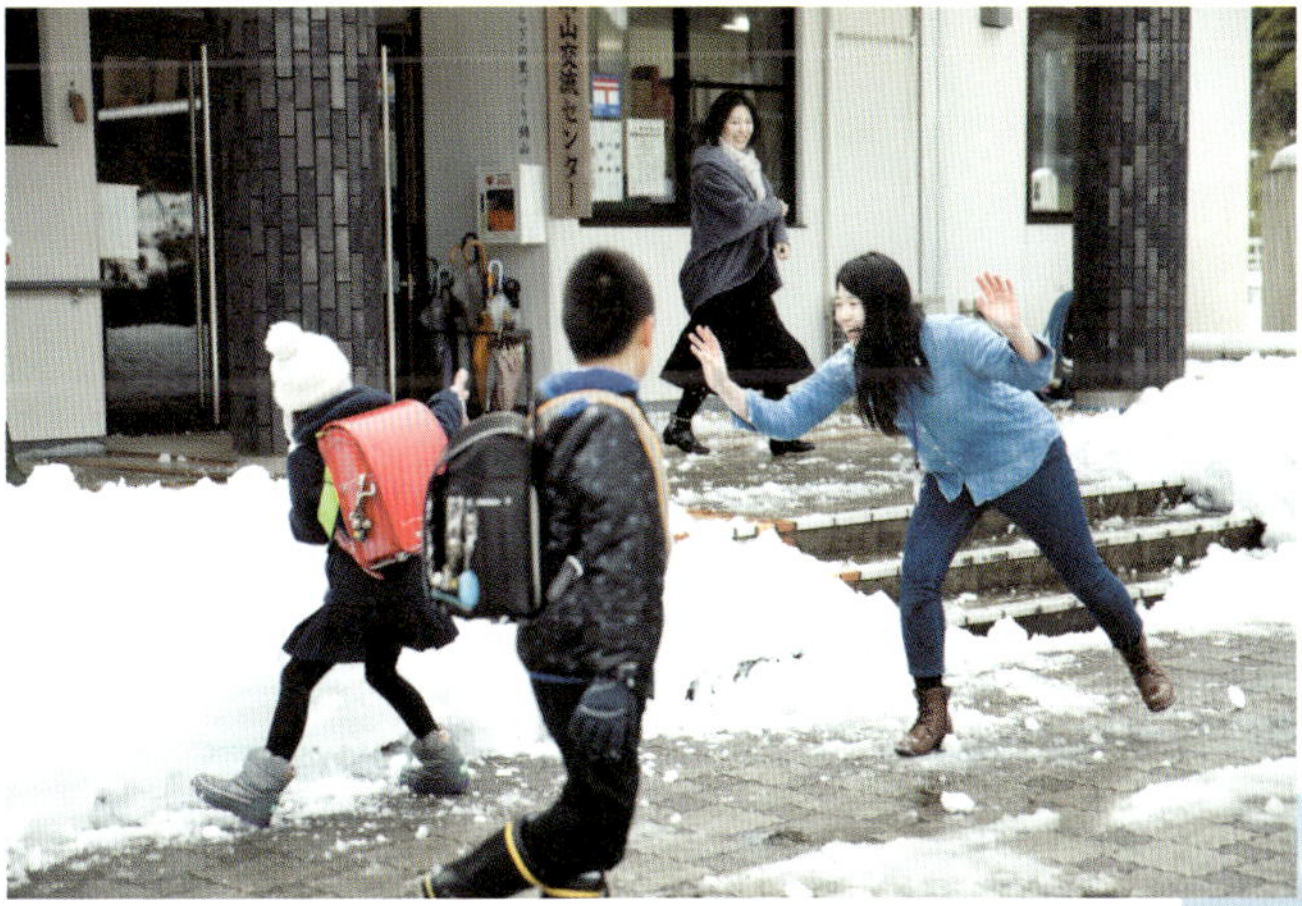

今では全国各地に
広がっています。

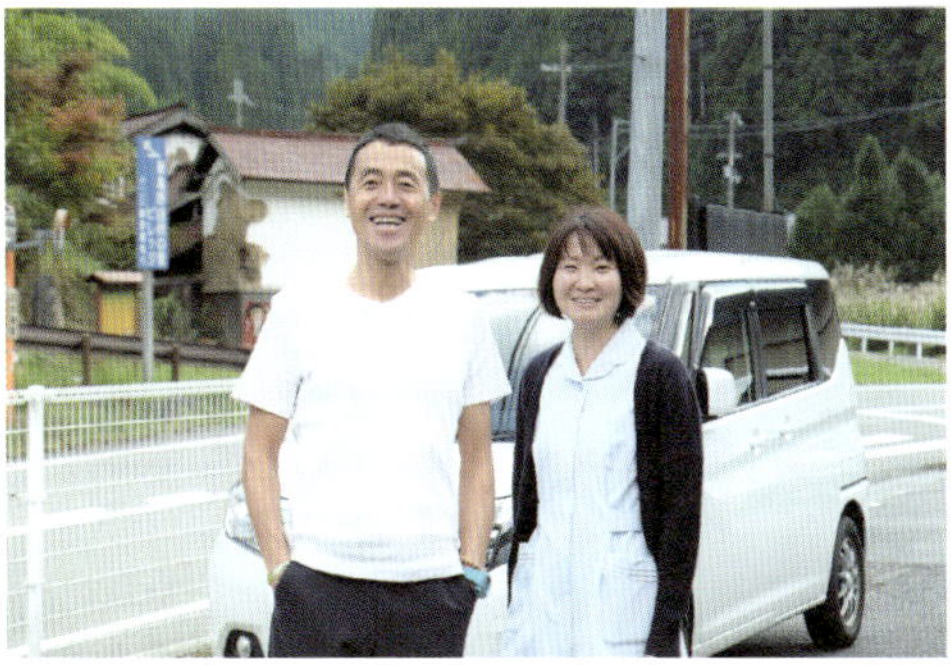

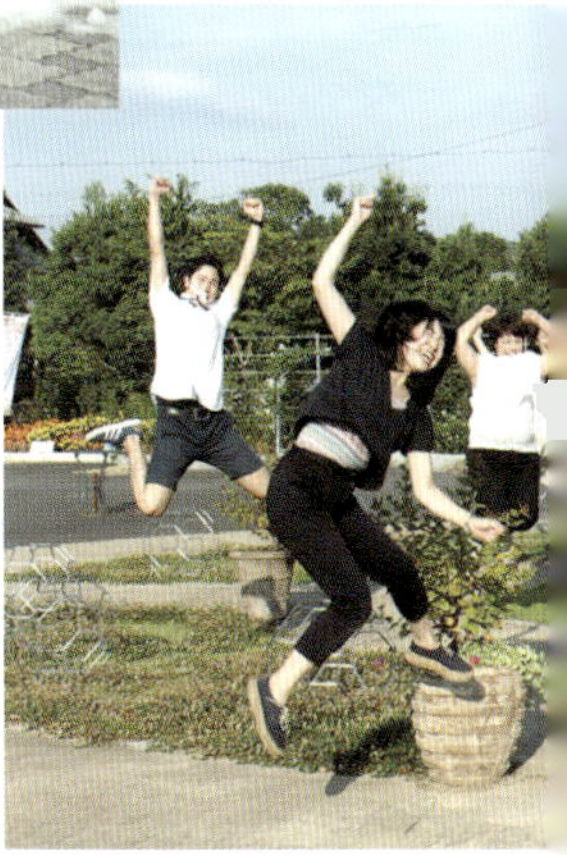

あなたらしいコミュニティナースを

始めませんか？

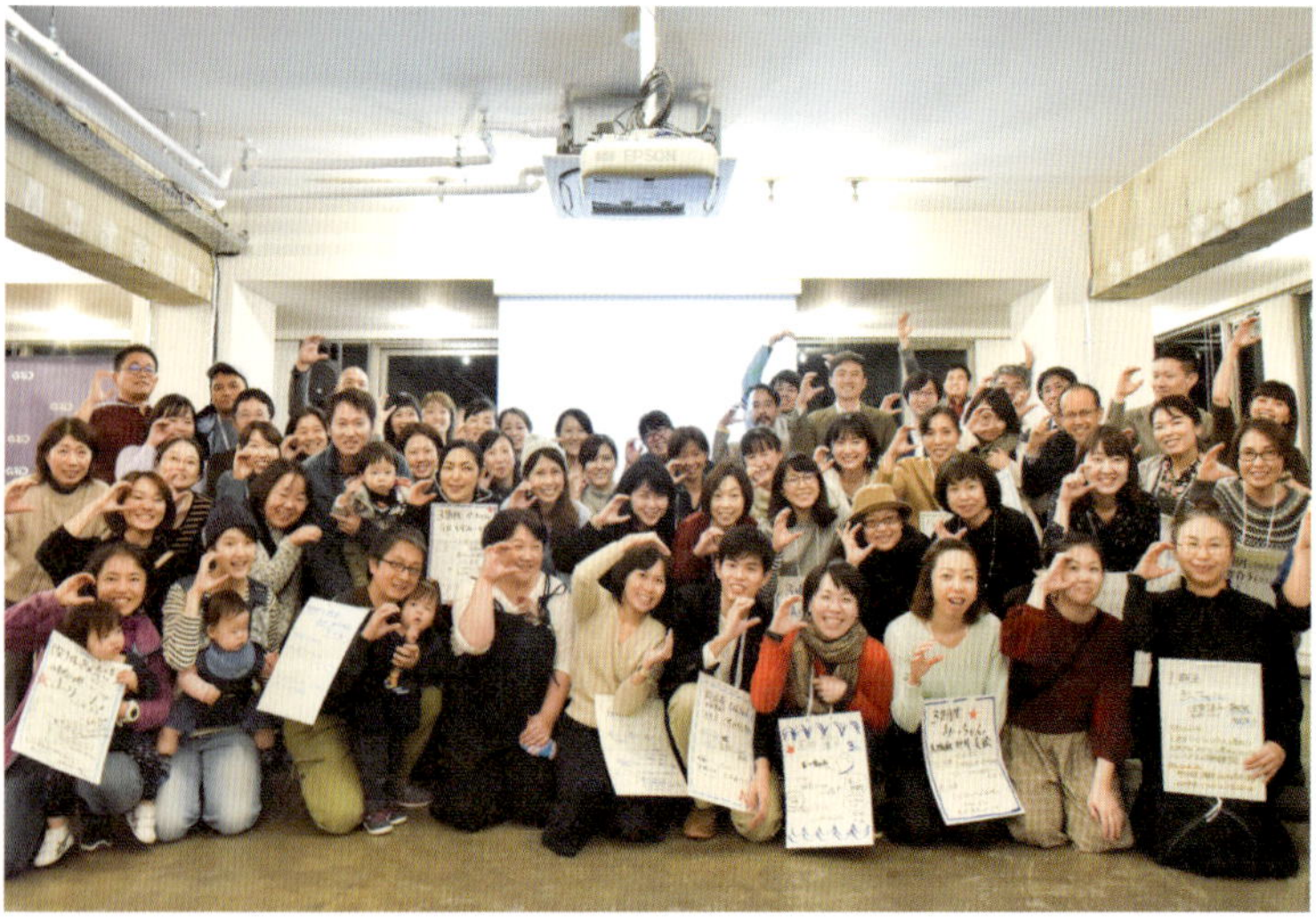

はじめに

こんにちは。コミュニティナースにまつわるさまざまな活動をしている矢田明子といいます。

コミュニティナースって、何？

そう思って本書を手にとってくださった人は多いことでしょう。

コミュニティナースは、私が考案した新しい造語！　などではありません。言わずもがなナースとは、看護師や診療の補助をする人のこと。女性だけでなく男女を指します。もとになっているのは「コミュニティナーシング」という言葉です。これは「地域看護」と訳されることもあります。

この概念はとくに海外で活用されていて、国やエリアにより活動を象徴する実践内容はさまざま。例えばタイでは、医療ボランティアが暮らしのなかに入り込んで、まちの人の健康のケアをしています。

オランダでは、地域看護師のヨス・デ・ブロックさんが創業した非営利の在宅ケア組織『ビュートゾルフ』で、約1万人の看護師・介護士が地域の住民のそばで治療のサポートや身の回りのコーディネートなどを行っています。

コミュニティナーシングは具体的に細かい定義があるわけではなく、幅広く使われているのです。


私はこのコミュニティナーシングという言葉を、看護師を目指して入った島根県立大学短期大学部看護学科（当時の名称）の授業で、1年生のときに初めて知りました。教科書に、おおよそ次のように書かれていたのです。

「コミュニティナーシングとは、病気やけが、障がいなどを抱える人や家族の困りごとに対して社会的に支援するソーシャルワークや、援助が必要な人や介護にあたる家族などをサポートするコミュニティケアと近しく、それを看護実践することをいう」

つまり、困っている人やその家族に対し、暮らしのなかで看護の支援をするという意味です。

そう知ったとき、「へぇ〜！」と強い興味を持ちました。日本で実践している人がいないかすぐに調べましたが、当時、自分のイメージに近い存在は自治体の保健師だけでした。保健師とは、地域の住民の健康の保持・増進のためにさまざまな保健活動をする人です。ただしそれは先述した海外のモデルのように、いつも住民のそばにいる存在ではありませんでした。

「そうか、いないんだ……。じゃぁ、私がやってみる！」

そう思い立つのに時間はかかりませんでした。看護学科では心と体へのアプローチは学べても、地域の人たちと関わっていく社会的なアプローチは学べなかったため、自分でやってみるしかないと思ったのです。

それからはコミュニティナーシングのコンセプトを活用し、コミュニティナースを名乗って活動することに。看護学科に入学した翌月のことでした。この話の詳細は、第2章で紹介しています。

私が現在掲げているコミュニティナースとは、「地域の住民たちとの関係性を深めることで、健康的なまちづくりに貢献する医療人材」です。つまりは、〝健康面のおせっかい〟を焼く人。見守り、巡回などさまざまな活動を通じて安心を提供することで地域に関わり、まちを健康にしていきます。

あなたの身近に、看護師の友達がいるとします。ちょっと体調が悪いときや健康面で不安なことがあるとき、その友達に「今、こんな感じなんだけど」と気軽に相談しやすいですよね。医療施設へ行くずっと前の段階で、心配な気持ちを受け止めてくれる人の存在があるって、とても心強いはずです。

コミュニティナースの活動地域や立場などによってさまざまな状況は考えられますが、コミュニティナースは地域の人々にとって、そうした安心できる心強い存在、関係性になることを目指し、活動しています。

なぜ今、コミュニティナースが必要なの？　そう思う人もいるかもしれません。

1942～1997年ごろまでの日本では、各地に町医者や常駐している駐在保健師など、〝健康面のおせっかい〟を焼く存在がいて、人々の暮らしが見守られていました。病院へ行くのが困難な人がいれば、町医者や看護師が自宅まで診察に行ったり、地域のつながりで住民どうしが助け合ったりして、そうしたつながりが人の健康に少なからず貢献していたと思います。しかし現代では、生活様式の変化からそうした助け合いやつながりが激減しています。

もちろん医療はめざましく進歩し、昔に比べればあらゆる病気の治療の選択肢は増えました。なかには治療法が確立され、劇的に状況が変わった病気だって少なくありません。医師や研究者、医療従事者たちの血のにじむような努力の恩恵を、患者になった私たちは受けているわけです。

ここで「あれ、患者?」と思いませんか。

そう、医療を必要としているのは、患者なのです。医療従事者は、患者となった人に対して症状の改善やQOL（生活の質）の向上を目指します。それはそれとしてとても大事なお役目ですし、患者にとっては必要としているケアであるのは間違いありません。

「じゃぁ、〝患者じゃない人〟は……?」

私の活動は、大切な家族を失ったことを機に、そんな疑問から始まりました。

とはいえ、当時の私は島根県在住のごく一般的な20代後半の主婦であり、3児の母。バリバリと働いていたわけでもありません。そこから看護の勉強をし、いろいろな現場で七転び八起きもし（笑）、少しずつスキルを習得して〝患者じゃない人〟にも関わることができるコミュニティナースになりました。

今は、私だけではありません。私が活動をスタートした島根県雲南市を始めとして、全国に100名以上のコミュニティナースたちがいます（2018年12月現在）。

彼ら・彼女らの性格や得意分野は異なり、活動地域の特性や規模もさまざまですから、驚くほど多様な〝コミュニティナース・ストーリー〟が展開されています。でも、私や本書に登場する人たちが特別な経歴やスキルを持っていたわけではないのです。

本書は、コミュニティナースに興味のある人だけではなく、コミュニティづくりやまちづくりに関わっている人にも読んでいただけたらと願って制作しました。

〝患者じゃない人〟、つまりまちにいる多くの人々を対象にしたコミュニティナースの活動は、そのまま、コミュニティづくりやまちづくりに通じるからです。

「そうか、私が今やっていることって、コミュニティナース的なんだなぁ」

「僕が関わっているまちづくりのヒントになりそうだ」

そんなふうに共通点がたくさんあるのです。

全国各地にコミュニティナースやコミュニティナース・マインドを持ったコミュニティパーソンが増えていき、日本が元気になったらと願っています。

本書で紹介するのは、私自身のストーリーと、全国で奮闘するコミュニティナースたちのストーリー、すてきな世界をつくりだしているコミュニティパーソンの存在、そして私たちが現場で体を張って得てきた（笑）数々の教訓などです。

第1章では、私の子どものころと、看護師を目指すきっかけになった出来事を紹介しています。第2章でコミュニティナーシングとの出会いと、コミュニティナース活動の始まりを、第3章で雲南市での広がりを、第4章で奈良県の取り組みを、第5章では「コミュニティナースとは何か」を、第6章では全国各地のコミュニティナース奮闘記について記しました。最終章の第7章では、コミュニティの未来について紹介しています。

バラエティに富んでいますから、ごめんなさい、マニュアルテキストにはならないと思います。本書自体が地域を元気にしていくわけではありません。

あなたが「じゃあ、私はどうしよう?」と思考して行動する歩みこそが、きっと世界を更新していくのです。

私たちの経験の共有が、少しでもあなたの力になれば幸せです。

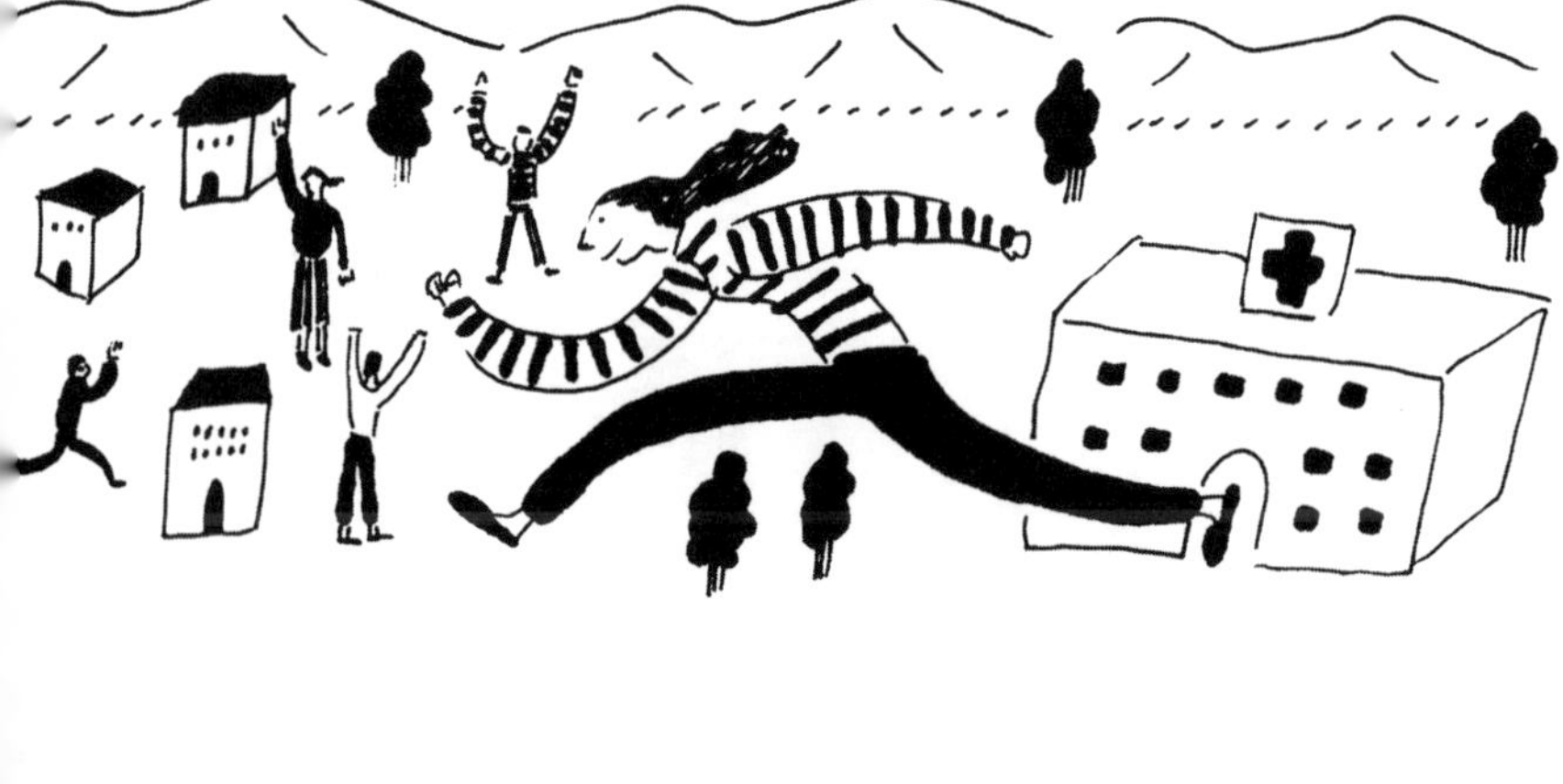

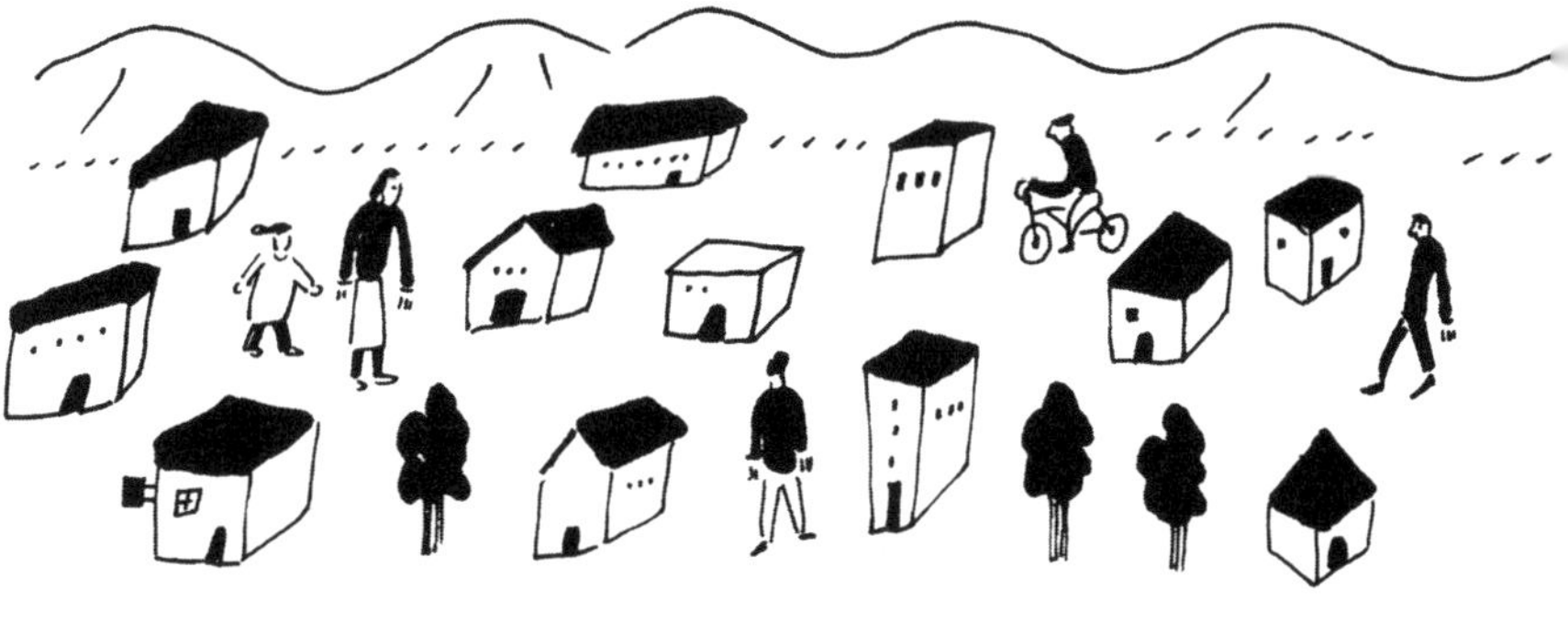

第７章

241
コミュニティの未来

編集・構成／小久保よしの
編集補助／坪根育美
デザイン／中村未里（MiMiZK）
装画／ひがしちか（Coci la elle）
イラスト／ヤマグチカヨ
撮影／高岡弘、佐々木哲平、齋藤和輝、堀篭宏幸、冨田望
写真提供／香本なぎさ、楠瀬裕子、宮本裕司、小鹿千秋、矢田明子
校正／鴎来堂

コミュニティナース

まちを元気にする〝おせっかい〟焼きの看護師

第 1 章

「何もできない私」がスタートラインに立つまで

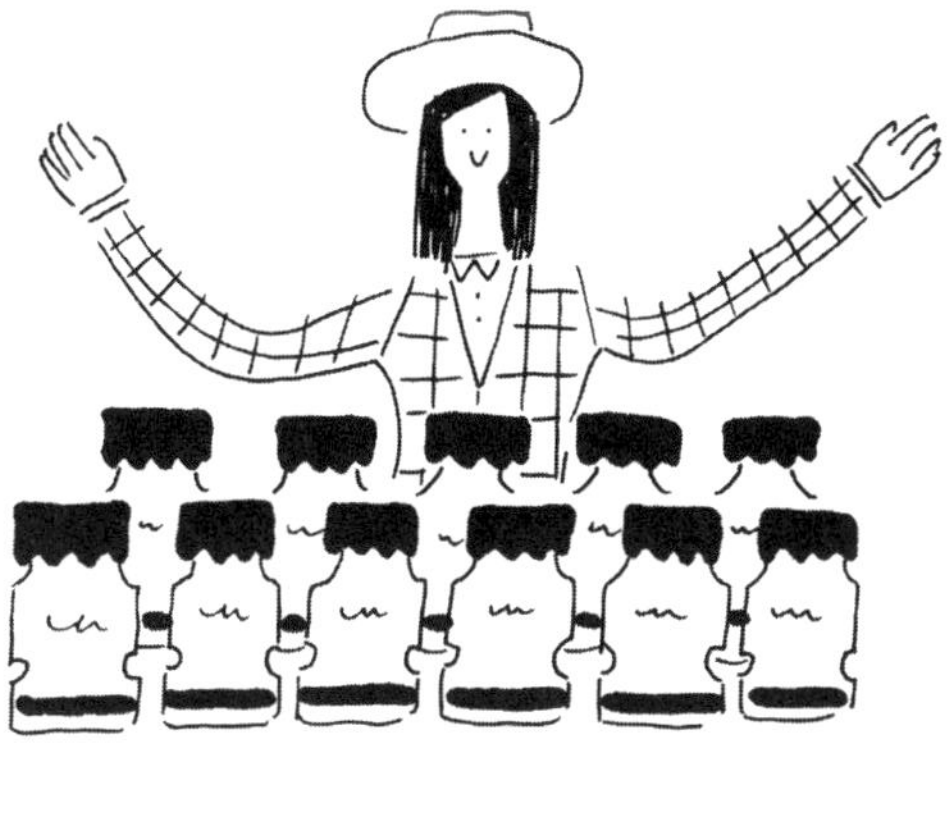

ナオちゃんの補聴器

まさか自分がコミュニティナースという活動をするなんて、一切考えていなかった小学生のころ。

私は、ナオちゃんという友達と親しくしていました。

気が合い、よく一緒に遊んでいましたが、ナオちゃんは一つだけ私と違う点を持っていました。それは、彼女がいつも耳に補聴器を付けていたこと。

子どもって、お互いが持っている人形やおもちゃを交換こして遊ぶことがありますよね。「へぇ、そのおもちゃいいね！」とか「この文房具新しいやつ？」とか、友達が持っているものに興味を示すものです。

まさにそうした無邪気な好奇心から、私はある日、ナオちゃんに言いました。

「ナオちゃん、それ貸して！」

私は彼女から補聴器を借りて耳に付けました。どこで音が切り替わるのか、とても関心があったのです。それをカチャカチャと触り、使っていました。

するとその直後、まったく理解できないことが起きました。

学校の先生に呼び出され、そのことについて怒られたのです。

また別の日のこと、体に障がいがあって装具を付けている友達の姿を、「ガンダムみたい、かっこいい！」と感じ、「貸して！」と言ってそれを自分の体に付けていたら、また先生に「そういうことをしちゃいけない」と言われました。

私はなぜそう言われるのか理解できませんでしたが、先生はそれが正しいと思って言ってくれていることだけは伝わってきました。

私は、自分と違う〝個性的な人たち〟に無垢な関心があって、彼らが持っていたものを借りただけ。分け隔てなく彼らと一緒に過ごすことが楽しくて仕方ありませんでした。でもそれをすると、社会からは怒られるんだ……。これは私にとって、大きな違和感でした。


大人から見れば私は「危なっかしい奴」に見えていたのでしょうか。でも私は、ずっとそんな調子でした。

「友達と私」という二者の関係性しか見えていなかったので、世の中がヒヤヒヤしながら見るのがちっとも分からなかったのです。「人と人」として対等に付き合えば、障がいなどの専門知識がなくても楽しく付き合えます。

当時は深く考えずにそれをしていただけで、対等ではない向き合いかたが「偏見」だと思うようになるのは、しばらく後のこと。看護師を目指して勉強を始めたとき、障がい者や患者に対する向き合いかたにおいて「そういうやりかたなの？」と驚き、違和感を抱きました。

子どものころの私は単純に「腫れ物に触るかのように付き合うなんて……気持ち悪い！　できない！」という感じでしたが、私のそんな気質は、コミュニティナースの活動につながるものだったのかもしれません。

ちなみに、今でもナオちゃんは大切な友達。大人になってから、出産が偶然同じタイミングになって、産婦人科で再会したときにはご縁を感じたものでした。

同じく小学生のとき、こんなこともありました。成育が比較的早かったある女友達の体を男子がからかったため、彼女が泣いてしまったのです。

大事な人が攻撃されたり、その人が悲しんだりしていると、私は爆発的に悲しくなってブチ切れてしまうところがあります。

私は、一気にプッツン。ヤンキー魂、発動（笑）。

「謝れ！！！！！」

その男子に殴りかかろうとしましたが、男子は即座に机と椅子をおさえ、制止しました。私の怒りはおさまらず、みんなで育てている朝顔の鉢の棒を抜いて（ごめん）、男子を追いかけ回しました。

結果的に、職員室で怒られることになりましたが。

何かとお騒がせな子ども……。私は当時からそんな感じで、恥ずかしながら今もまったく変わっていません（笑）。

おばあちゃんの認知症

小学校の最終学年に入ると、同居していた祖母が若年性アルツハイマー型認知症になりました。

65歳以下の人に発症する（若年性）、脳で記憶を司る海馬を中心に脳全体が萎縮してしまうタイプの認知症で、個人差はありますが、記憶障害などの症状が見られます。

祖母の症状はだんだん進行し、ある日、冷凍庫からカチコチになったイカを出してかじり、嘔吐したことがありました。

家族に怒られ、小さくなって泣いている祖母……。その姿を、私は襖のすき間からそっと見ていました。

これを機に祖母は通院することになったのですが、今後もっと認知症が進行する可能性があり、いろいろなことが分からなくなってしまうかもしれないからと、東京に住む息子（私の叔父）に会いに行くことになりました。

我が家があるのは島根県です。和菓子屋という家業があり、毎日店頭に立つ私の両親が連れて行けるはずはありませんでした。

そこで白羽の矢が立ったのが、小学6年生の私です。

私は祖母と小学5年生の弟と共に、上京することになりました。認知症の祖母と子どもだけで東京へ行くなんて！　今思えば、決断した両親もスゴい。まさに「はじめてのおつかい」状態です。

いざ出発すると、すぐに事件が勃発しました。

環境が変わってパニック状態になった祖母が、夜行列車のトイレから新しいトイレットペーパーをロールごと取ってきてしまうのです。

「おばあちゃん、取ってるでしょ！　取らないで！」

「取っとらん！」

「いやいや、取ってる！」

「取っと、ら、ん！」

この繰り返し……。そこで、ふと気づきました。

（そうか、本気で言っているんだ。おばあちゃんは取ったことを忘れている。こういう言いかたをしちゃいけないんだ）

今思えば、祖母との関わりのなかで「こういう言いかたはいけない」という案配を私は学んでいったのです。それで、責めたりせずにそのまま寝させることにしました。

寝静まった祖母の懐から私がトイレットペーパーをそっと抜き取り、弟に渡す。そして弟がトイレへ返しに行く。そんな連携プレーで、その場は乗り切りました。

なんとか東京に着きました。ほっと一安心していると、叔父に向かって祖母が言ったのです。

「孫二人つれて、ほんに大変だったわぁ！」

トイレットペーパー事件のことは、すっかり忘れている祖母……。

多少の苦労はありながらも、認知症について専門的に学ぶわけではなく、こうして祖母に「人と人」として接し、18年間、母を中心に家族が向き合いました。

祖母はしだいに昼夜が逆転して、夜中にオリジナルソングを歌い続けるようなこともありましたが、私は「おばあちゃん、おもろいなぁ」と見守っていました。

お年寄りと接するとき、人はつい「何かしてあげよう」と思いやすいのですが、その「何かしてあげよう」という気持ちは、「相手が弱いものだ」と決めつけることなのだとハッキリ意識したのはこのころです。対等ではない向き合いかたへの違和感について先述しましたが、このときも似たことを感じました。

私は、祖母がそこに当たり前に存在していることに安心感を抱いていました。

88歳で亡くなるまで、最高の教材として「変化していく個性」を私にまざまざと見せてくれたのです。

なりたくない職業ナンバーワン、看護師

実は子どものとき、なりたくない職業ナンバーワンは、看護師でした。看護や医療職に対して大人たちがつくりあげた強いイメージに、あまり良い印象を持っていなかったのです。「安定した仕事」「手に職をつける」「人の役に立つ」「これからの時代は女性の自立だ！」……など。

とくに、祖母の認知症の介護が日常的になったころには、両親や周囲の大人たちからよく「将来、なるんだったら看護師さんじゃない？」などと言われることがいやでした。

大人の何気ない提案や意見に対して、「職業体験も何もしたことないくせに、違う！」と、反発心が出ていました。

例えばナオちゃんたちのような〝個性的な人たち〟に関わるワクワクした感覚は好きなのですが、大人が「いい」と勧める職業の、大人にとっての「人と向き合う感覚」には違和感があったからです。

「何それ！」

浅はかに思えて、そう憤りすら感じたのです。

「そういうのならなりたくないわ！」

だからあえて、まったく違う方向に進もうとしました。

高校卒業後、目指したのはクリエイターでした。でも、当時の私は反発心が強いだけで、強烈な動機はなかったのです。

美術短大に進学しようと、東京に出たことがありました。

でも、両親が一生懸命つくってくれた何百万ものお金を使ってそこに通うことにまた違和感と反発心を持ち、わずか1週間で島根に戻りました。

その結果、18歳のとき、初めてハローワークに行くことに。高校は進学校だったので、同級生は私以外の全員が大学などへ進学し、私は唯一の就職希望者だったはずです。まさに、フラフラしている状態。

県内では「一番いい」と言われている高校を出たのだから仕事は見つかるだろう。そう思っていた私を、ハローワークのおばちゃんが一蹴しました。

「あんた、今の時代、普通高校なんて出ても仕事はないわよ」

「えー！」

私はもう、びっくり。現実はそうだったのかと、驚くばかりです。

「悪いことは言わないから、資格を取りなさい。取ってからまた来なさい」

おばちゃんに言われるがまま、３ヶ月くらいで取得できる、簿記、医療事務、パソコン、工業簿記の資格などをひたすら取りました。そして再びハローワークへ。

おばちゃんは「よく頑張った」と頷き、私の仕事を探し始めてくれたのです。

「あら、これ、いいんじゃないの⁉　面接行ってきなさい！」

「は、はい！」

とにかく仕事しなければと思っていた私は、素直に従いました。

面接に向かった先、そこは社会福祉協議会だったのです。

社会福祉協議会の仕事がおもしろすぎる！

求人内容に書いてあったのは、次の言葉でした。

「一般事務、介護保険請求事務が担える人（医療事務でも代行可）」

医療事務の資格を取っていたので、これなら私にでもできるだろうと、背中を押してくれたおばちゃん。正直に言って、福祉に興味があったわけではありませんでした。

「でも、おばちゃんによくしてもらったし、ここしかない、ここに入ろう！」

こうして就職したのが、『佐田町（現・出雲市）社会福祉協議会』。

社会福祉協議会は、略して「社協」と呼ばれています。地域の住民やボランティア、福祉・保健関係者、自治体などと協力し、福祉によるまちづくりを目指す民間団体です。住民の会員制度を中心として運営され、社会福祉法では「地域福祉の推進を図ることを目的とする団体」と位置づけられています。

この仕事が、いざ始めてみたらめちゃくちゃ楽しかったのです。

なぜなら、私の席は事務室にありましたが、この社会福祉協議会は総合福祉センターを運営していて、老人ホームやデイサービスなどの施設が同じ建物内にあり、ナオちゃんのときのように〝個性的な人たち〟との接点も持てる仕事だったからです。

例えば、若年性アルツハイマー病のおじさん。彼は、下ネタが大好きな男性でした。一日のなかで認知にムラがあり、そんな自分を、逆手に取って関わってきました。

「姉ちゃん、姉ちゃん、しようや」

「もう。今、ボケたふりしてるでしょ」

「あははは。ばれたかぁ、ちくらんでくれ」

「ちょっと頭を冷やしたほうがいいです！」

私も笑いながらおじさんの背中をバシバシと叩いて、彼におかきと煎茶を出す。そんなやり取りが自然に行われていたのです。

私に介護の専門知識はないので、ナオちゃんのときと同様、「人と人」としての関わりかたしかできませんでした。その人を優先していつも優しく関わるというよりも、「今電卓たたいちょるから、これが終わるまで座っといてもらえません？」と言って、その後で仲良く対応する、といった感じ。

また、あるご夫婦は、施設でデートの約束をしていました。

「電気がついてたから、（おばあさんが）いるかなと思った」

待ち合わせの時間まで待ちきれなかったのでしょう。そう言って私のいる事務室におじいさんがやって来たのです。私は年度末や月末などの繁忙期になるとしばしば夜遅くまで仕事をしていました。深夜だというのに、おじいさんはネクタイをしておしゃれをしています！　そして、高校生の恋バナのように、大好きなおばあさんについて私にずっと話すのです。

「そろそろ来るかもしれん」

そう言ってドキドキしているから、私はコームを濡らして七三のオールバックに彼の髪を整えてあげました。一緒におばあさんを待って、二人を送り出したときには、初めてのデートで告白する男の子を送り出すような「頑張ってね！」という気持ちになったのでした。


私はそうやって楽しく仕事をさせてもらっていましたが、福祉現場で働くヘルパーなどの介護職にとっては混乱期でした。

当時は1999年。2000年から介護保険が始まる、その前年度だったのです。

社会福祉協議会は、言わば半公務員の機関。行政予算を取り、独自に福祉事業を行っていた組織でした。私の所属する組織では2000年から高齢者に関わる業務やほかの福祉事業はすべて介護保険事業に切り替えることになったのです。

そうすると、社会福祉協議会がまちの人にサービスを提供するときに、そのサービス料として介護保険で定められた金額の請求業務が発生します。1割は利用者からもらい、残りは加入者による保険料と国や自治体からの負担金で賄うのです。

お金まわりだけでなく、業務内容にも大きな影響が出ます。それまでの社会福祉協議会は、福祉と名前がつくものは何でも担当していました。例えば、病気や障がいのある人だけでなく、引きこもりの学生や産後うつの女性などにも声をかけ、会ったほうがいいようなケースへの〝おせっかい〟は全部担当していたのです。

でも、介護保険が始まったら、「何歳以上でこういう人が対象」と新たなルールが決まりました。つまり福祉の分野で、介護保険でお金になるものとならないものが明確に分かれたのです。ここからは仕事、ここからはボランティア。これは社会福祉協議会にとって、大きな事件でした。

そうすると、社会的には必要でも、業務としては手放さざるを得ないケースが出てきました。それまでは対象になる行為を集積して、「面」として活動していたのが「縦割り」になっていく……。

スタッフたちは、大きなジレンマと葛藤を抱えていました。

「でも、でも、これすごく大事なんです！」

「気持ちは分かるけれども……」

価値を訴えて主張するスタッフと、それをなだめる役の人。事務室でそんなやりとりを私は（うわぁ、大変だぁ〜！）と思いつつ聞いていていました。

それから数年後、21歳で結婚し、繁忙期のない、かつ決まった時間に帰宅できる仕事へと転職しました。

新しい仕事は、島根県合同庁舎の総務・税務の事務職。嘱託職員です。

社会福祉協議会にいたときは、介護保険だけを見て、縦割りのなかでも福祉に使われるお金だけを見ていました。でも税務課では、お財布がもっと大きい。公的なさまざまなお金の流れを見ることができました。

とくに「へぇ〜！」と思ったのは、福祉ではなく「地域振興」という文脈での取り組みでありながら、結果的に福祉っぽいことをしているプロジェクトなど、縦割りのなかの抜け道を見たこと。いろいろな角度から公的な機関の仕事を見て、「そういう感じなのね〜！　私はこれまで狭義的だったんだなぁ」としみじみしました。

最愛の父のがんと、死

私が26歳のとき、信じがたい連絡が突然入りました。

大好きな父に、膵臓がんが見つかったというのです。

それも、全身にがんが転移していて、余命はわずか3ヶ月……。当時父は54歳でした。

父は一人娘である私をとてもかわいがって育ててくれました。ありのままの私を肯定し、存分に抱きしめてくれる人でした。例えば、「アーモンドチョコが好き」と私が言うと、それを2日に一度は買ってきてくれるほど（笑）、甘やかしてもらっていました。

私は父の病気の連絡を受けたとき、家族の仕事の都合で広島に住んでいましたが、少しでも近くにいたほうがいいと感じ、衝動的に島根へ帰りました。

父はパッと見た感じでは元気でしたが、容態は日に日に悪くなっていきました。発熱したり、体の痛みが増したり、食事が喉を通らなくなったり、素人の目にも悪化が明らかなのです。

なかでもとてもつらかったのは、父が「死にたくない」と騒いだことでした。

働き盛りの50代で、毎朝4時から仕込みや配達、卸しなど、働き詰めだった父。風邪すらひいたことがないような元気な人でした。そして自分の営む和菓子屋を何より大事にしていた人でしたから、やりたいこと、つくってみたいものが、山ほどあったことでしょう。

「死にたくない！　なんでこんなにならんといけんか！」

彼の悔しさは痛いほどに伝わってきます。ですが、私は駆けつけたものの、父と一緒にいても「できること」がないのです。

大切な人は、今目の前にいる。

でも、無力なのです。

この圧倒的な悲しさは、徐々に私の全身を覆っていきました。


父は通院する病院でお世話になっている看護師たちが大好きで「こんなふうに関わってくれてうれしい。信頼できるし、ありがたい」と言っていました。病気が進んでいき、理学療法士や栄養士といった関わるスタッフが減っていっても、看護師だけはずっと関わってくれていました。彼らには「できること」があるのです。

しかも「こういう呼吸になったらこういうサインだよ」などと予測をたて、先が見えていました。薬剤によって安心させるのではなく、予測をたてることで安心させている。「不思議な職業だな」と感じました。

「私も看護師になったら、そういうことができるんだ。それに、そういうことができれば、人が病気になるもっと前から、役に立てるかもしれない――」

父は自らの命の期限を悟ったのか、「膵臓がんになりまして。いつ死ぬか分かりません」と周囲に話すようになりました。

時間は、あとどれくらいあるのか。お店には、あと1、2ヶ月しか立てないだろうと言われていました。

そんななか、菓子づくりの修業に出ていた長男の弟が、父のために修業を早めに切り上げて島根へ帰ってきました。

田舎の長男ですから、学生時代から和菓子屋を継ぐことを期待されていたのは言うまでもありません。しかし反発なく、本人も継ぐつもりで大学は経済学部で学んでいました。さらにダブルスクールで菓子専門学校にも通い、料亭でアルバイトもしてしつらえなどをコツコツと修得していました。……はい、お分かりの通り、私とまさに正反対の堅実なタイプです。

帰郷した弟は、早速父とお店の厨房に立ち、一緒に菓子づくりをしました。父にしてみれば、直接ノウハウを教えられる貴重な機会。そして、長年待ち望んだ継承のひとときでもありました。

このときの、最高にうれしそうな父の顔を、私は一生忘れないでしょう。

弟はすさまじい努力の末、父の死ぬ間際に、父の夢を叶えたのです。

私は素直にそれを喜べず、大きな大きなショックを受けました。


弟が私とは一つ違いで、意識していた部分もあったのかもしれません。当時の私と彼との大きな違い。それは、私が「自分に自信がない」ことだったのです。なぜなら、何かをやりきった経験がなかったから。

わがままに自己選択の繰り返しで生きている姉の私と、堅実に積み上げて期待に応えていく長男の弟。二者が明らかに違うことを、ここで突きつけられたのです。

私には、父にプレゼントできるものが、何もない。最後に叶えてあげられるものが、何もない。

（私は、これまで何をやってきたんだろう――）

悔しさが込み上げてきます。

父が最後の抗がん剤治療に入ったときにも、私にはできることがありませんでした。

そんな私の悲しさに追い討ちをかけるように、看護師が点滴のために病室にいる父のもとへ来たとき、何も知らない父は看護師に対してうれしそうにこう言ったのです。

「うちは息子がいるから安心ですわ」

また、悔しさと共に、何もできない虚しさ、苦しさまでもが広がっていきます。ああ、もう認めるしかありません。初めて私はこう思いました。

（あいつ、すげーな……）

私は病院から、和菓子屋で働く弟へ電話をかけました。

「お父さん、あんたのことを自慢しとるよ。あんたはいいね」

「当然だ。俺は考えてやってきてる。姉ちゃんは何も考えないで生きてきたんだから。それなのに……好き勝手やってきたくせに……姉ちゃんは孫の顔を父さんに見せている。父さんはそれをすごく喜んでいる……」

私はハッとして、初めて彼なりの悔しさを感じました。彼は、自分ができることとして家業を継ぐ立派な親孝行をしながらも、孫を見る父の喜びを感じていたのです。私は好き勝手にやってきただけで、自分のそうした種類の親孝行には気づいていませんでした。

「俺は黙って菓子をつくることくらいしかできんけん。姉ちゃんは、黙って父さんのそばにいろ!」

ガチャン、ツー、ツー、ツー……。

(私も何か、しなきゃ。したい)

でも、死期が近い人に嘘をつきたくはありません。

(言ったら、ほんとにやるしかない……)

そう考えるとプレッシャーはすごいものでした。

でも、あるとき「今言わなくちゃ、もう時間がない」と腹をくくったのです。

私は、手を震わせながら父に言いました。

「お父さん……、私も、看護師さんになるけんね……」

「あぁ」

このとき、父は亡くなる1週間前だったので返ってきたのは軽い応答で、父がちゃんと聞いてくれたのか、ハッキリとは分かりませんでした。

でもその後、母からこう聞かされました。

「明子が『看護師さんになる』と言ってくれてうれしかった、頑張れよ、ってお父さん言ってたわ」

この言葉を聞いたとき、「しっかり聞いていてくれたんだ……」という感動をおぼえると同時に覚悟しました。

「やるしかない」

それから数日後、父の息は切れがちになり、父は病院から自宅に帰りたがりました。

「一瞬でもいいけん、帰りたい」

そう言う父を、病棟の医師や看護師にサポートしてもらって準備を整え、私たちは自宅に連れて帰ることにしました。

私が運転する車内で父は、病により黄色くなった目で、慣れ親しんだ商店街を車内からゆっくり見ていました。頬がこけ、黄疸が出てお腹はパンパンに膨れています。その姿で、ずっと窓の外を見ているのです。

お店を見た父は安心したようでした。父の大好きな湯豆腐を家族で囲み、2日間自宅で過ごせたのです。

その後、麻酔のために病院へ行くと、容態が変化しました。

数時間後、父は病院で亡くなりました。

「亡くなったよ」

私は、お店にいる弟に電話しました。

電話の遠くのほうから聞こえてきたのは、彼の嗚咽。

職人の父らしく、お店でいつも着ていた白衣を着せ、見送りました。

父は55歳。私は26歳。余命宣告を受けてから、5ヶ月後のことでした。

まさかのヤクルトレディになる

言ってしまったものの、有言実行できるのか。自信はありませんでした。

「本当に看護師になんてなれるの？　やりきれる？」

私は、第三子を産んだ直後。できない・しない言い訳ならば、いくらでも思いつきました。

それでも大好きな父が「自分は幸せだったよ」ではなく、「死にたくない」と言って最期を迎えたことが、私の背中を押しました。

「もう、こういうことを絶対に起こしたくない！」

私は、すぐ参考書を買いに行き、ペンをとり、猛勉強をし始めます。

こうして初七日の前には、センター試験の過去問に取りかかっていました。

しかし、勉強なんて久しぶり。一人だと分からないところがたくさん出てきます。私はそれを徹底的に学ぶため「予備校に通おう！」と決意。

調べてみると、予備校に通うには何十万円も必要でした。子どもがいるので、託児付きの仕事を探すしかありません。

ハローワークに行ったものの仕事は見つからず、途方にくれながら歩いていた帰り道。道端で、ある求人ポスターを見つけます。これが、私の人生を切り開いていく第一歩になるのです。

それは、かの有名なヤクルトを売るヤクルトレディの仕事。

すぐにヤクルトのセンターに飛び込み、採用していただきました。子ども3人をなんと月に5000円ほどで預けられたのです。

初めての営業販売の仕事です。仕事はエリアごとの担当制になっていました。

まずは、ヤクルトを毎日1本届けるといった契約済みのお客様回りを1ヶ月やってみると、収入はなんと2万4000円のみ。

「これはヤバい。2ヶ月目からガチの営業販売だ！」

商売人の娘のスイッチが入ったのでしょうか。まちのオフィスを訪問し、「こんにちは！」と声をかけ、新規開拓を始めました。

これが、とってもおもしろい！　相手の忙しそうな雰囲気、ご機嫌、間合いなどを読みながら、人をむちゃくちゃ観察し、介入していくのです。人は毎日様子が変わります。「あ、この人はこの人が好きなんだな」「今日は機嫌悪いなぁ」などが分かり、興味深く感じました。

売り上げが毎日目に見えるので「ああいう言いかたをしたほうが買いたくなってもらえたんだな」と、観察からアクションまで通して分かるようになっていきます。こうしていつの間にか、実行と改善を繰り返すことを覚えました。

人は、純粋に「買ってよかった。満足！」と思えば、リピート購入をしてくれます。逆にそれがないと、常にアクションし続けないといけません。

売り上げが倍になっても、目標金額にはまだまだ足りない私は、考えました。

「大口は誰だ？」

オフィス販売では、５００円くらい購入してくださる人もいれば、３０００円くらい購入してくださる部長や室長クラスの人もいました。人に、いかにお金を出してもらい「最高！」と思ってもらえるか、研究したのです。

そこで「〇〇さんパック」というその人のためだけのセット売りを考え、販売しました。自分で飲んでもいいのですが、部下に配ると大喜び！　してもらえる厳選パックを考案し、販売していました。もちろん毎日売りつけるようなことはしませんが、営業の仕方として、その人が買いたくなるような手法を考えました。

また、「思わず買いたくなる瞬間って、私だったらいつだろう？」とも考えました。それは、新商品が販売されたときや、棚のポップに目をとめたときだと分かりました。

「そうか、新商品が出たときはチャンス。ポップをつくってみよう！」

桃にまつわる新商品が出たとき、私は一か八か勝負に出ました。

竹ひごにピンクの紙を貼り、それを桃に見立ててかぶり、自分の首からは葉っぱをつけ、桃のバッグを持って、朝8時からオフィスに参上したのです。

みなさん、それは驚いていました。朝、あくびをしながら出社すると、桃になった明子がいます（笑）。「おぉっ」と驚いてくれました。はい、大チャンスです。

「矢田ちゃん、いつも変だけど、今日はいつにも増して変だね！」

ある社員さんがそう声をかけてくれました。私から声をかけるのではなく、相手が聞きたくなることがポイントです。

「よく聞いてくれました。この桃の新商品が……」

「あはは。せっかく出たなら1個買うわ」

これは何度もできないスペシャル営業。私にとってはこの1回目が重要です。

「ダース売りで、今なら1個サービスですよ！」

そう言い放ち、大口で売っていきました。

売り上げはぐんぐん伸びていき、ありがたいことに新人賞をいただきました。


ある日、お客さんから聞かれました。

「あんたさ、やってることは何なんだっていうくらいばかばかしいやりかただけど（笑）、とにかく一生懸命だよね。そんなにお金に困っているの？」

私は、看護師を目指していて予備校の費用を貯めたいことを話しました。

「え、それで桃とかかぶってんの！　うける。……応援するよ」

こうしてお客さんが私個人に関心を持ち始めたところから、それまでとは違う層のお客さんが増えたように思います。

声をかけても目を合わせてくれなかったある社員さんが、ぽんと80円置いて買ってくれるようになりました。観察していると、どうやら飲まずに冷蔵庫に入れるのに、いつも買ってくれている。つまり、予備校への応援金として購入してくれているようなのです。ありがたいことでした。

営業に使う三輪バイクで、路上で大転倒したこともありました。三輪バイクって、女性一人では起こせないほど重いのです。

まるでドラマのようにヤクルトやジョアがコロコロと路上に転がっていき、商品の表面が傷ついてしまい「バイクは起こせないし、これ、もう販売できない……」と途方にくれていました。

すると、救世主が登場！　なんと転んだところの真横にあったマンホールから、地下で工事をしていたおじさんたちが出てきて、バイクを起こしてくれました。

「こうちゃる、こうちゃる。頑張れよ、姉ちゃん！」

私の事情を知り、ありがたいことに傷ついたものを何千円分も買ってくれました。

昼間はヤクルトを販売しまくり、夜は猛勉強をする日々。

目標額は、半年ほどで貯まりました。

父と約束したからやるしかない、と意気込んでいましたが「できなかったらどうしよう」という気持ちをいつも持ちながら、営業をしていました。

だからこのヤクルトレディの経験は、とても大きな財産になったのです。

私が「目標に対してやりきる人だった」というよりは、みなさんの応援によって「やりきる人のスタートラインに立たせてもらえた」という感じです。

人はつい、できる人のことを「すごい人ですね」と見てしまうけれど、誰もがスーパーマンになれるわけではありません。

もちろん努力は大切です。でも、応援してもらえるように姿勢や環境、関係性という仕組みをつくっていくことも大切だ、という根幹的な経験をしたのです。

ヤクルトレディの最終日には、ヤクルトをお得意さんの人数分仕入れ、名前とメッセージを書いて、配りました。

「目標額が貯まったから、予備校に行きます！」

予備校で1年間切磋琢磨し、まぶたが痙攣するほど勉強に打ち込みました。

そして27歳で、ついに第一希望の島根県立大学短期大学部看護学科（当時の名称）に合格！

子どもが3人いた私は、地元で看護師免許を取得する方法がベターだと思っていました。当時、地元の看護系大学は、島根県立大学短期大学部看護学科と、島根大学医学部看護学科の2校だけ。まずは看護師免許だけ取れる、県立大の受験を決めていたのです。

受かったときには、ヤクルトレディで担当していたエリアを再び訪問し、お客さんのもとへ。報告するとお客さんも覚えていてくれて、「受かったんか!」と喜んでくれ、うれしさが2倍になりました。

第 2 章

コミュニティナース・デビュー！

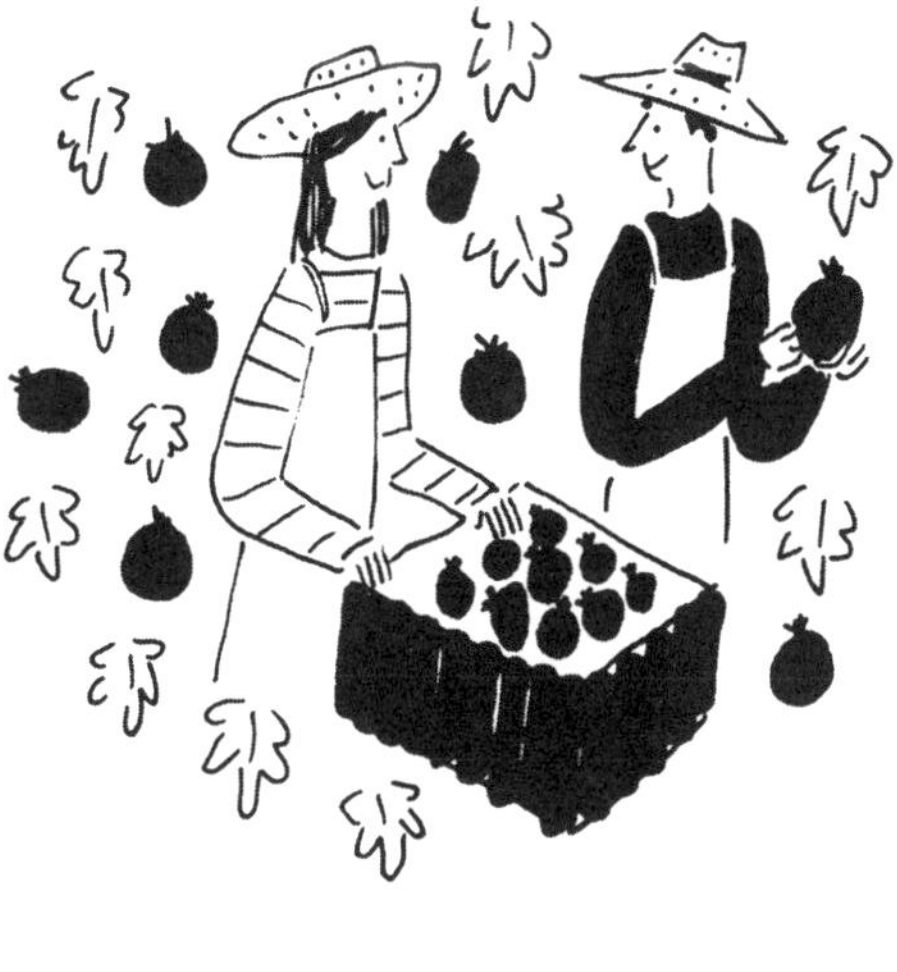

日本に前例のない活動、コミュニティナース

いよいよ大学に通い始めた私。10代の子たちに交じって、ついに私も看護学生です。そして入学してすぐに知り、惹かれたのが、「はじめに」で紹介した「コミュニティナーシング」でした。

父の看病や死を通じて、病院にいる看護師に憧れたのではなかったの？　と思う人がいるかもしれません。

私は、「人の暮らしに溶け込み、関わることのできる看護師になりたい」と考えていました。

看護師はおもしろい仕事です。この確信が揺れることはありませんでしたが、病気がかなり進行してから見つかり、悔しさをにじませながら亡くなっていった父を思うと、「病気になる前の元気なうちから、人々のふだんの暮らしに溶け込む」ことはできないのかと、考えざるを得ませんでした。

だからこそ、私は「コミュニティナーシング」に反応したのです。

それを実践する存在の価値を地域が理解してくれれば、健康や暮らしに関する不安が

少しずつ解消し、まちが健康になっていくのでは、と。

看護師は、〝人の専門家〟や〝生活の専門家〟とも言われています。まちの人々とつながり、すぐそばで長く付き合いながら、専門性を地域で生かし、地域の健康に貢献していく人――。

それが、コミュニティナース！


調べると日本には専門的な前例がない活動だと分かったので、入学翌月から私はライフワークとして地域での活動を開始しました。学生仲間と5人のグループをつくり、動き始めたのです。

私の名刺の肩書きは、「コミュニティナース 見習い」。

看護学生になったとほぼ同時に、こうしてコミュニティナースの可能性も探り始めました。グループ名は、「てんしんはん」。がん医療の均てん化（全国どこでもがんの標準的な専門医療を受けられるよう、地域格差や医療技術の格差の是正を図ること）の「てん」、情報発信の「しん」、グループを示す班の「はん」を合わせて仲間とつくった造語でした。当て字なども考えましたが、漢字にすると走り屋のようなので平仮名に（笑）。

さっそく出雲市内のカフェを借り、子育て中のお母さんを対象にイベントを開催しました。子育て中の女性は子ども中心の生活になりやすく、自分の健康はおざなりになっている人が多いからです。私のママ友に声をかけて集まってもらいました。

余命宣告をされた女性の話を伝え、託児サービス付きで、自分自身に集中してもらう非日常の時間をつくりました。その後、健康をテーマにしたランチタイムをもうけ、食後に「病気は人ごとではないと思った」などとコーヒーを飲みながら話してもらったのです。

これは、どのような情報を発信・説明すれば、病気の早期発見につなげられるのかを知るためのチャレンジでした。「もとは健康への関心がなかったけれど、結果的により元気になった」という状態を確実につくるにはどうしたらいいのかを考えての企画です。

このイベントを定期的に行ってみると、手応えはあり、実際に参加者のなかからがん検診を受け、病気が早期発見された人が現れました。私たちの発信が、受け手の意識を変えていくことができるんだ、と実感した出来事でした。

しかし、初めは大学のなかにこの活動を反対した先生もいました。どうも私は、どこの学校に行っても先生たちの意にそぐわない行動をするようです……。

「参加者さんに、間違ったことを言ってしまったらどうするの？」

先生は、心配そうに私を見つめます。

（おぉ、なるほどね。この業界は、こういうことを言うんだ）

先生の懸念をよそに、異なる観点からの言葉に感心すらしている私。

「そうですよね、分かりますー」

口ではそう言いながらも、私は確信を持ちました。

（看護の世界は、どうやら証拠や根拠がないことをやるのに抵抗があるらしいぞ）

大学で学べることは学術的に整理されていますが、そこには証拠や根拠が明らかになる前の実験的なアクションはあまりありません。結果が明らかになっていて、健康にきちんと貢献している正しいことだけを実践させます。事例が紹介されたとしても、学問領域は高齢者、子ども、女性、働き世代などの対象者別で、縦割り。

当時は、「こういうことが健康に貢献するかも」という証拠や根拠がないものに対する学びかたがなく、実践できるところもありませんでした。ちなみに現在は、先進的な大学ではアクションリサーチ、アクティブラーニングとして積極的に取り入れられています。

先生、ごめんなさい。私は活動を止めるわけにはいきませんでした。

その後、がんについての啓発活動などを行い、活動の枠やパターンができていき、5人だったメンバーは12人に増えました。

さらに地域の自治体から応援者も出て、徐々に理解してくれる人が増え、島根県から活動のサポート費をいただけるような公認サークルになりました。「てんしんはん」は、10年たった今もサークルとして続いています。

みんなの「暮らし」は多様だった

2011年、3年生のとき、大学のキャンパスがある出雲市の隣に位置する雲南市が主催する次世代育成事業「幸《こう》雲南塾」が始まると知りました。

雲南市は、人口減少の社会において先を走っています。2015年の国勢調査による と高齢化率は36・5%。日本の高齢化率とその未来予測のデータと比べると、高齢化率が全国平均値の25年先をいくトップランナーの一つです。

そこで雲南市役所の政策企画部（当時の所属）の加藤雄二さんが、「地域課題解決の先進地を目指し、雲南の地域資源を活用した起業プランや地域活性化プランの実現を目指す若者、チェンジメーカーを育てよう！」と企画した起業・地域づくりの塾でした。

私は第1章に登場した弟の奥さんを通じて「いろんな人に会えるから、コミュニティナースのヒントにもなるかも」と声をかけられたことと、受講に際し課題意識を持っている分野は問わないと聞いていたこともあり、軽い気持ちで行ってみました。すると、想像していたものとは違って実際は、「何かを実行してください」というアクション型の塾だったのです（笑）。

「騙された～！　でも、どの分野でもいいなら、ここでもコミュニティナースの見習い活動をしてみよう」

こうして私は、「幸雲南塾」の1期生になりました。

「幸雲南塾」のおもな内容は、講師によるケーススタディセミナーと、ゼロからビジネスプランを立案していくグループワークです。

私は、高齢者と障がい者、子どもからお母さんたちまで、ごちゃ混ぜになって畑仕事に一緒に取り組みながら、お互いの強みも弱みも知り合って、おせっかいを焼き合うことで日常を支え合うというプランを立案しました。

そして、当時の自宅の畑スペースを開放して、プランを実行することにしたのです。印象的だったのは、この畑に関わってくれた知的障がいのある女性が、プランの実行をきっかけに職を得たことです。

この女性は、昼間に徘徊することがありました。でも、それが彼女のすべてではありません。人は得意なことに関われば、いい自分がでてきます。そこで私は聞いたのです。

「これまでどういうことをやってきたの？　何が得意？」

「ミニトマトのお世話なら得意」

その返事からミニトマトの栽培をまかせたところ、彼女は面倒な雑草抜きなどを黙々と行い、農作業を進めてくれました。

「家ではどんなことをしているの？」

という質問には「絵を描きためている」という答えが。そこで、畑に来ているおじさんに「彼女の絵を飾ってくれるようなところ、ないですかね。いいところを知ってると思って」と声をかけました。

「地域のお寺でやってもらえるかも！」

おじさんは、おせっかい力を発揮。なんと自ら彼女の展示会を本当に企画し、実現しました。

さらに、うれしいことが続きます。開催された展示会を見にきた檀家のなかに就労支援をしている人がいて、「もしよかったら仕事をしてみないかな」と彼女に声がかかったのです。こうして彼女は清掃の仕事に就きました。

彼女の就職に、私が直接関わったわけではありません。「その人がどうしたら、いい自分を発揮できるか」という関係性をコーディネートしただけ。でもそのコーディネートさえできれば、いいんだ！　私はこのことで学びました。自分が直接介入するのではなく、相手の強みに合わせて別の人のおせっかい力を引き出していけばいいのだ、と。

自分がすべての事柄に直接介入していくのには限度があります。だから、やりかたを考え、「おせっかいをし、いろいろな人が関わるようになるほうが持続可能だ」と見えてきたのです。

ポイントとして、コミュニケーションを取るとき、観察者になることの大切さを痛感しました。

コミュニティナースとしてコミュニケーションを取る目的が「地域にいる人の健康」

だからです。ヤクルトレディのときは買ってもらうことが目的でしたが、今は違う。人が生き生きと元気になるために、周囲の人がどう関わればいいか、誰がどう関わりうるのか。それを意識しつつ、相手の状態を把握しようと努めるようになったのです。

ただ傾聴して相手の話や意見に心を動かすのではありません。基本的に、自分に湧き起こる感情ではなく相手の感情に関心を向けるのです。相手が何を言いたいのか、常に注意していく。「どういう考えかたで、何が強みなんだろう」と、観察していく。この時期に、その力が養われていきました。

同年11月、「幸雲南塾」の塾生プラン最終報告会があり、私は自分が考え、実行した「ここちリハＣａｆｅ～コミュニティーエンパワメントプロジェクト～」というプランについて話しました。

「地域の障がい者や高齢者、子どもなどが集まり、畑とカフェを中心にしてお互いに関わり合える場所をつくります。すでに9月から、畑づくり、コミュニティづくりを開始しています。今後は、畑で採れた野菜をカフェで提供していきたいです」

私はこのプレゼンテーションで、幸雲南賞をいただきました。これは審査員や来場者からの投票で「雲南市でぜひ実現してもらいたいプラン」として選ばれ、贈られるものでした。

参加してよかったことは、人々にとって暮らしのスタイルや健康のとらえかたは多様で、人の数だけアプローチの仕方もいろいろあると分かったことです。

「人の暮らしに寄り添うには、医学だけではない幅広い取り組みが必要なんだ……」

私はそう考えるようになりました。なぜなら私自身が、コミュニティナースである前に一人の市民。その市民が、雲南市の場合は約４万人もいるわけです。

それに、私はもともとあらゆる人と「人と人」として向き合おうとする意識が強いうえ、常に物事をいろいろな方向から考えるタイプでした。大学で学んでいても「看護学ではそう言われてるんだ、なるほどー」と、客観的に見る性分だったのです。

客観視するだけでなく、疑問を持つことも少なくありませんでした。頭にあるのは、いつも「どうやったら日常の暮らしのなかに溶け込み、アプローチしていけるのか」「今学んでいることは人が元気なうちから使っていける知識やノウハウなのか」。それらを考えながら授業を聞いていました。

例えば、「病気になってから、こういうケアができるんです」と聞くと、「ほんとに病気になってからしか使えんの？」と思う私。「今の医療ではここまでが明らかになっていいます」と言われれば、「明らかになっていなくても、やってみたら必要ということもありそうだぞ」とか。

まったくかわいくない学生（笑）。当たり前のものとして表現されることに対して敏感だったのです。

あらゆるものの見かたを学んで、体系立てたい

私を含め看護学科の5人の仲間とまちで実践していると、仲間も「やっぱり元気なときから関わるって大事だね！　続けていきたい！」と話してくれるようになりました。

一方で、「保健師と何が違うの？」「それはやっているとどんな意味があるの？」などと周りから聞かれ、戸惑うことも増えました。とくに友人たちが戸惑っている姿を見ると、「社会での立ち位置や既存の取り組みとの棲み分けなど、整理して説明できるようにしないと、これからも困惑は続きそうだぞ（笑）」と思いました。

コミュニティナースが一般の人たちにとって分かりにくく、周囲に認められにくい現

状を実感したのです。

コミュニティナースの役割をはっきり言うことができないと、既存の看護師も困惑してしまいます。

「コミュニティナースについて体系立てて棲み分けをし、見える化しよう！」

そう思いました。私だけでなく、仲間や多くの人がコミュニティナースとして活動しやすい形にしたいと考えたのです。

また、私には「幸雲南塾」で得た、次のような考えもありました。

「一方からのものの見かたしか学習しないのは、危うい。それが絶対になってそれだけが正しくなっちゃう。それに専門家が社会で活動するうえで、一方のやりかたで解決しなかったとき、あらゆる角度からのものの見かたを知らないと解決策にたどりつけないかもしれない！」

「幸雲南塾」の同期には、農業や教育など、幅広いジャンルの人たちがいました。ブラッシュアップしてお互いのプランをよく知るうち、彼らは「喜びに貢献する」など医療や福祉以外の観点で考えているものの、私からすれば「すべてが健康へのアプローチじゃん！」と思えたのです。

そしてついに、こんな考えに至りました。

「専攻科ではない総合大学のほうが、さまざまなことが学問として学べて有益に機会が使える！」

専攻科で学べるのは、専門職になるための内容です。総合大学へ編入すれば、それに加えて社会学や教育学、法学や文学など、希望すれば多様な学問から社会を捉える機会がつくれます。

これらの気づきから、私は別の大学への編入を検討しました。

でも、私の決断は、世間的にはまたもイレギュラーだったようです。大学の先生たちの多くから理解は得られませんでした。私が編入しようとしていることを知って心配してくれたある人からは、こう言われました。

「悪いこと言わんけん。保健師教育に特化した学部で学べば1年で保健師の資格が取得できる。そこに行ったほうがいい」

保健師教育には興味があり、学んでみたかったものの、学びたいことの一部でしかありませんでした。また、別の医療従事者からはこんな意見も。

「コミュニティナース……？　従来の立場や制度とは違うアプローチ法で健康を増進

するなんて、想像しただけで、気が遠くなるような話だわ」

私は笑顔で「ご心配おかけしますー！」と言いながら、内心ではこう思っていました。（こういった意識自体が変化することが必要なんだろうな）

２０１２年、３年通っていた県立大で31歳にして看護師免許を取得し、４月から島根大学医学部看護学科へ編入しました。

国家資格を取得したので、いいタイミングだと思い（笑）名刺の肩書きからは「見習い」を外しました。

「単位をもらえなくてもいいから、受けさせてください！」

島根大学に入った私は、あらゆる講義が受けられるよう、教授陣に頭を下げました。先生たちにしてみれば「この子、なんだ？」という感じだったかもしれません。それでも私は必死でした。

必修の授業だけでなく、関心のあるありとあらゆる授業を受けたのです。28コマくらいの授業を受けていました。

おもしろかったのは、社会学、教育学、文化人類学です。私はあまり人間社会の見かたを知らなかったので、おかげでこのとき、個人で人を見るだけでなく、集団や文化の共同体として見ていくバランス感覚を養えました。

とくに文化人類学では、文化の醸成のうえに人間の生活構造があるという視点を学び興味深かったです。社会をいろいろな角度から見て、例えば「その動きはどういう文化的な事実からできあがったのか」「そもそもそこでいう文化的とは何なのか」などと、因数分解していきました。


私は自分なりに、ある結論に達しました。

「なるほどね！　健康や病気予防をうたうのではなくて、文化をつくるというアプローチで近づいていくこともできるんだ。そのほうが、いろんな人とつながっていきやすいね。興味深いな〜」

患者や体調の悪い人を対象にした活動は看護や医療業界のプロにまかせる。一方で私は健康を語らずに、病院へ行く予定がない人や必要を感じていない人といったほかの人たちに違う角度からアプローチをする。この形ならコミュニティナースとして、十分機能することができそうだと思ったのです。

「まちづくりの分野のほうにいこう！」

そうすれば、まちづくりに関心のある人たち、私の父のように地域にいる働き盛りの世代とも接点が持てるだけでなく、多様な角度からのアプローチを実施できると考えました。

このころの私は、小さくても実践を積み重ねてきたことで一般的な看護学生らしからぬ行動を積極的にとれるようになっていました。

コミュニティナースの現場から、仕組みづくりへ

私が卒業した後の「幸雲南塾」には、２期生や３期生に私の活動を見聞きした医療メンバーも入ってきました。彼らは医療と保健に関する学習会「みんくるｃａｆｅ」や、全国から若手医療従事者を集めた「うんなん地域医療見学ツアー」などを実施。一人の実践が次の実践を呼び、活動が広がっていくのが見えました。

ただし、はじめの一歩を踏み出したものの、今後についてどうするか、「幸雲南塾」の卒業生のそれぞれの現場は混沌としていました。

それは、主催側である市役所のほうも同様でした。「幸雲南塾」を予算化してから3年が経ち、みんなが今後について模索していたのです。

私がそれまで何年もコミュニティナースとしての活動を続けられていたのは、周囲の人たちからサポートを受けられたからです。そのころ、雲南市役所の職員たちにこんな提案をされました。

「塾生みんなの活動をサポートし、毎年少しずつでも進められるように、市役所の職員と市民の中間の立場となるＮＰＯ団体があるといいのでは」

「うん、それは大賛成です」

そして、予想外の言葉が。

「矢田さん、この団体の代表理事をやってくれませんか。お願いします！」

「え〜〜っ！！！」

まだ具体的な目的や目指すものすら見えていない、スタートアップの組織の代表就任。思わぬ声かけに、私はとても迷いました。

（怖い……、それは勇気がいる。できるだろうか。そもそも雲南市が頑張る人を育てたいと思って始めた事業で、私は市内に住んでないし……それに家族だっている……）

私にとっては、島根大学を卒業して新しいスタートを切るタイミングでもありました。しかし、コミュニティナースの活動にもつながるのかもしれない。それも、私以外のコミュニティナースのような活動をしたい人を増やすことができるかもしれない。悩んだ挙句、最終的に私は、代表理事を引き受けました。

２０１４年、雲南市から「幸雲南塾」の企画・運営業務を委託され、塾生の活動を支援する『ＮＰＯ法人おっちラボ』を設立。代表理事に就任しました（２０１８年９月に退任。現在は副代表理事）。雲南市を拠点に、未来に必要な人と仕事をつくりだし、持続可能な地域を目指す中間支援組織です。とは言うものの、立ち上げた本人たちも、明確に分かっていないような状況でした。

名称の「おっち」は、出雲地域の方言「おっちら」という言葉（のんびり、ゆっくりという意味）から取り、「ラボ（ＬＡＢＯ）」は実験的にやってみるという意味を込めて名付けました。

同年、保健師の免許も取得。大学を卒業し、雲南市立病院の非正規職員として週３日そこで働き始めたのです。

この『おっちラボ』の立ち上げが、私の活動の転換期にもなりました。

私は初め、あくまで自分がまちで小さく活動し、地域の人が元気になったり、直接「ありがとう」と言われたりすることにやりがいを感じていたのです。

自分がコミュニティナースとして現場で動きたいだけ。活動を始めたころの私は、ただそれが楽しく、コミュニティナースを広げていこうとは一切考えていませんでした。

でも、代表理事就任から、私の立ち位置は大きく変わっていくのです。組織はコミュニティナースのための団体ではありませんし、ほかのジャンルの活動にまつわる業務も発生します。実は、共に動いてくれる協力者は、思っていたほどいませんでした。

自分自身が大好きな現場に出られないストレスを抱え、気持ちの整理に1年ほど要しました。

「人がやらないことをやれ」という信念

このころから今に至るまで私の活動を長年応援してくれているのが、雲南市役所の政策企画部部長で、若者からマンちゃんと慕われている佐藤満《みつる》部長です。「幸雲南塾」はスタート後、佐藤部長が中心となって予算を工面し、市役所内の合意を形成し、継続されていました。

雲南市には、酪農を核とした有機農業にこだわり、日本初の低温殺菌牛乳・パスチャライズ牛乳で知られる『木次《きすき》乳業有限会社』を創業した、佐藤忠吉さんがいらっしゃいます。佐藤部長は、忠吉さんから大きな影響を受けたそうです。

「一つは、『人がやらないことをやれ』と教えていただいた。人がすでにやっていることは簡単な道だからやめろと。人がやらない困難な道こそ必要な道だから、失敗して恥をかいていいからやり遂げたほうがいいと。もう一つは、『10年やれ。そしたら本物になる』と言われました。それを聞いたとき、市が合併して市民の方たちから『いいことないぞ』とお叱りを受けていた時期だったので、これはいけんわと、10年を目安に地域の課題の解決にむけた仕組みづくりをしようと考えていました。少しずつ風向きも変わってきたころに、矢田くんたちが登場したわけよ。10年は恥をかいたり、失敗したり、人から批判を受けたりするかもしれない。でも、長くても10年と思えばいい」

佐藤部長はそう語り、コミュニティナースの活動に難色を示す大人が多いなかで、初めから理解を示してくれました。また、こうも話しています。

「私が子どものとき、地域に障がいがある方がいて、身近な存在でした。それがいつの間にか施設ができて私たちの日常生活から見えなくなっていった。効率がいいし、本人やご家族にとって『そのほうがよかった』という部分もあると思う。でも、違和感をずっと持っていたんです」

そうした信念や原体験があったからこそ、病院や施設に行かないと会えないナースが地域のコミュニティにいることを「あっていいんじゃないか。別にふつうじゃないか」と受け入れてくれたのでしょう。

現場に出れず、気持ちの整理がつかないときは、佐藤部長に話を聞いてもらいました。私にいやなことがあった際は、佐藤部長は参加していた飲み会を早く抜け出し、電話をくれたこともあります。

「大丈夫か」

外にいるのでしょう、佐藤部長の背後ではずっと鈴虫が鳴いています。その優しさに涙が出て、でもなかなか形にならない「幸雲南塾」にまつわる出来事は悔しくて……、ついこう言ってしまいました。

「もう、鈴虫、うるさいわ！！！！」

「まぁ、落ち着け。今歩きながら聞いちょる」

そう言って佐藤部長は自宅までの道のりを1時間も歩き、話を聞いてくれました。

「2015年3月に策定された『まち・ひと・しごと創生雲南市総合戦略』をつくるとき、彼女たちの動きを見ていて、今までにない発想で課題解決の先進地になろうという発想が出てきた。そのなかの『雲南市はチャレンジに優しいまちとなり、雲南市でチャレンジする地元の人やUIターン者が生まれ、人口の社会増へと向かう。雲南市はそんな未来づくりに挑戦します』という文章は私が書きました。だから責任があるわけよ（笑）。成功してもらわないと困る」

そう笑顔で話してくれている佐藤部長や自治体のみなさんが、私たちのチャレンジを応援してくれています。

この後、雲南市でまさに彼を起点としてコミュニティナースの取り組みが始まっていくのですが、それは次章で。

東京の弁護士が雲南市へ移住する

同時期に友人の紹介で出会ったのが、小俣健三郎でした。『おっちラボ』の事務局長を探していた私は、取り組みに興味を示してくれた彼に声をかけたのです。

彼は東京生まれ、東京育ち。一橋大学に入学し、イギリスに留学。出会ったときは東京でフリーランスの弁護士として働いていました。

まずオンラインでやりとりをすると、彼はこう言いました。

「まったく知らないところだからこそ、行ってみて何ができるか試してみたいとは感じています。でも僕は、起業家を育成したことはないから、できるんだろうかっていう思いもあるし、地方で何かプロジェクトをやったこともない。だからちょっと迷いもあります」

（これから一緒に働くことになるかもしれないのだから、顔を直接合わせて話そう）

そう思った私。

「とりあえず私、東京行くわ！」

そう言って翌週東京へ飛んでいき、すぐ彼と会い、地域でのコミュニティナース活動や『おっちラボ』の取り組み、社会にアプローチしていくために必要だと感じているもの、事務局で働くには移住が必要だけれどフリーランスの仕事の一部は持ち込めることなどについて、一生懸命話しました。

「そうすると、私としてはこう考えていて……」

「矢田さん、もういいです」

「え？」

「話はもういいです。僕、行きますから」

小俣は学生時代、世界平和や国際協力に興味があり、国連関係の組織でボランティアをしていたそうです。そのころから「どうやったら、この理不尽な世の中を変えていけるのか。それを担える人になれるのか」と思考し、弁護士になりました。

しかし弁護士の仕事では、世の中のためというよりはクライアントのためと感じられる案件が多く、「学びたいことが経験しづらいな」とモヤモヤとしていました。それで『おっちラボ』やコミュニティナースの活動に興味を持ってくれたのです。

「学びたいことが学べそうだと、ワクワクしました。本気で立ち向かえる現場を探していたんです」

彼は話し合いから1ヶ月以内に移住し、事務局長になってくれました（2018年9月に代表理事に就任）。

『おっちラボ』は、小俣のおかげで組織としての体制づくりが進んでいきました。「幸雲南塾」の塾生たちに、小俣をはじめとした現場の仲間が面談をしたり必要な人へつないだりしてサポートしてくれています。小俣は今、そうした組織のマネージメント業務のほか、中長期の戦略や、地域で新しいチャレンジが応援される仕組みなども自治体と協働して考えています。

「塾生たちが生き生きとしている状態になるよう、お手伝いすることに関心が向いています。彼らが情熱をより発揮できるような場をつくっていけば、それが地域全体のエネルギーになり、変わっていくだろうと。めちゃくちゃおもしろいですよ、雲南は。毎年見える景色が違うんですよね」

そう語る楽しそうな小俣の姿を見て、私も安心し、信頼して事務局をまかせています。

彼が若者を育てるプロジェクトの最前線に立ってくれ、私は代表理事と並行してコミュニティナースにまつわる活動に集中できるようになったのです。

私の「やりがい」が変化していく

仲間も増え、コミュニティナースの活動を継続できるようなモデルにしていきたいと考え、模索しているころ。新聞などのメディアで私たちの活動を知った人たちが、年に150人ほど訪ねてきてくれるようになりました。

みなさんがコミュニティナースに高い関心を持ってわざわざ足を運んでくれるのですから、とてもありがたい訪問でした。「こういう活動をしたいが、どうしたらいいか分からない」「きっかけがない」と話す彼らの姿は、看護学生時代の自分を見ているよう。

私がやってきたことのなかで、何か役に立つことがあるなら。ボールを彼らに回すことで各地で活動してもらえるなら――。そんな気持ちが高まっていきます。

「よし。同じ思いならば一緒にやろう！」

私は仕組みをつくっていくほうに回るようになりました。『おっちラボ』の活動の一環として、医療分野の塾生のコーディネートをしながら、コミュニティナースの普及を目指してさまざまな取り組みも始めます。

「直接まちの人々に接する」から、「塾生という担い手たちに接する」に、私の現場が変化していきました。

でも、おせっかいをしたい一人の女性として関わることに変わりはありません。自分も楽しいと思えるおせっかいをしたほうが、自分も元気に関わっていけます。『おっちラボ』での経験から、そう思っていたのです。

悩んでいた彼らがコミュニティナースとして動き始め、育ち、生き生きとして「楽しいです！」と言ってくれる姿。それが私の新しいやりがいと手応えになっていきました。喜びを感じ、モチベーションも維持できるようになっていったのです。

第3章

広がっていく
コミュニティナース

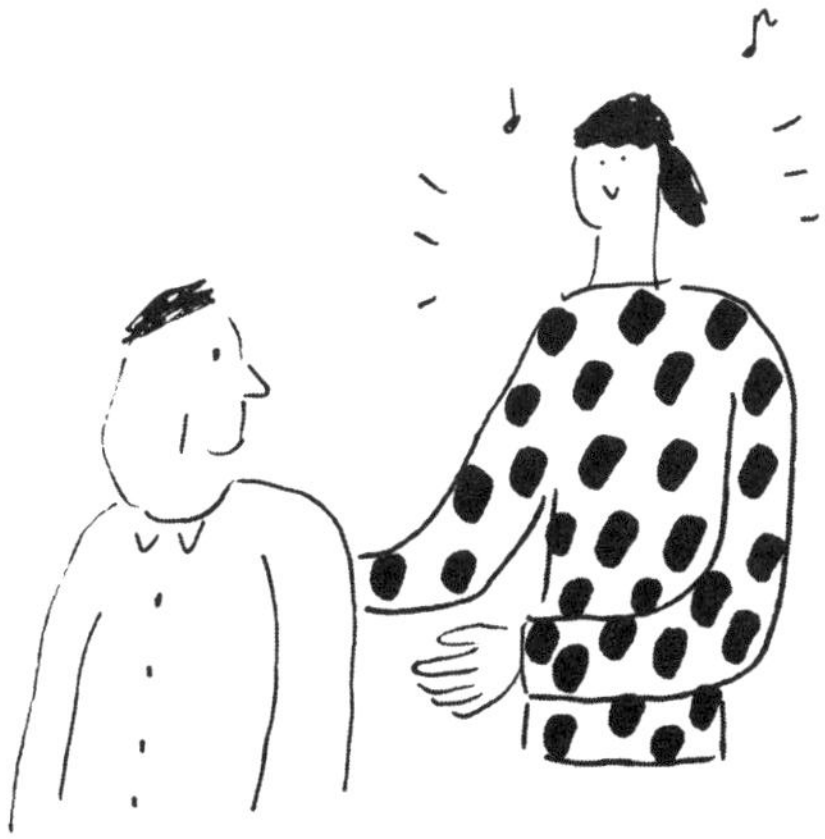

心の底からやりたいことは何か？

前章までは私のこれまでの歩みを中心としたストーリーでしたが、本章からはさまざまなコミュニティナースや協力者を紹介します。

多くの人に関わってもらうなかで、私がどの人にも共通して考えていることがあります。それは、「その人のなかにある『やりたい』をベースにすること」です。人は、やりたくないものを長く楽しんで続けることはできません。「やらなければ」と頭で考えることばかりが先行して、苦しくなってしまうのです。「やりたい」ことであれば、その人の関心が途切れません。

こう考えるようになったのは『おっちラボ』の活動以降。確信を持って言えるのは、私自身が「情熱・関心」を見出せたからこそ、活動を続けてこられたということです。誰かや地域に求められてやるのではなく、「自分がやりたいからやっている」ことが大切です。

だからコミュニティナースを楽しく広げていく方法として、「その人が心の底からやりたいことは何か？」を大切にしています。

具体的には「その人の情熱・関心」と「地域で必要とされていること」が重なる部分を探り、そこでサポートするよう努めています。

私がそのようなやりかたで、本格的にコミュニティナースの活動を自分以外に手がけた初めてのケースが、雲南市で訪問看護とコミュニティナース活動を行う事業所の立ち上げ支援でした。

訪問看護と聞いて、イメージできない人がいるかもしれません。訪問看護とは、自宅で療養・治療する人を訪ね、医師の指示のもとで血圧や体温の測定、排泄や入浴の手伝い、リハビリテーションなどをすること。そうした訪問看護の拠点を訪問看護ステーションといいます。

訪問看護で行うサービスは医療・介護保険料として収益を上げることができます。立ち上げには、まず訪問看護を行い、収益性も整えながら業務のなかでコミュニティナースの活動を広げていくねらいがあったのですが、発端はある看護師の「やりたい」に触れたことでした。

その看護師とは、歌ちゃんこと歌田ちひろです。彼女は大学を卒業して地元の病院に

3年半勤めた後、25歳のときにオーストラリアへ1年間留学し、介護施設で働きました。

彼女が看護師になった原点には、大好きな叔母が入院し、お見舞いに行った際、「よく来たね」ではなく「入院しちゃってごめんね」と謝られたという体験があります。謝られたこと、そう言わせている環境が、歌ちゃんには衝撃だったのです。「叔母は入院により、自らの存在を肯定できなくなっているのでは……」と歌ちゃんは思ったそうです。

その後、歌ちゃんはマザー・テレサの「今日の最大の病は、自分がいらない存在だと感じることである」という言葉に出会い、「自分を肯定できる人を増やしていきたい！」と考えるようになったそうです。

神奈川県相模原市出身の歌ちゃんは県内の医療機関で働いた後、国内の地方と海外の先進地での地域医療・国際医療研修を進める『NPO法人GLOW』がプロデュースしていたプログラムの研修生になりました。そこで彼女はカンボジアでの研修と広島県庄原市での訪問看護に1年半取り組んだそうです。

庄原市にいたとき、知人から私の活動を聞き「ピンときた！」という歌ちゃん。病院に勤めていたころから、「普段の生活のなかにこそ、看護のやるべきことがあるのではないか。自分の存在も肯定できるその人らしさを支える何かがあるのではないか」と思っていたからだと言います。

歌ちゃんはこう話します。

「私は神奈川県の中山間地域で生まれ育ちました。都会が近いぶん、人が流出して少子高齢化がガンガン進むんですよね。暮らすにも働くにも、都会のほうが良さそう！　といった感じです。私は地域の中核病院に勤めていましたが、当時、新卒の看護師さんたちには第一選択の就職先として選ばれない状況を痛感しました。病棟を見渡しても若い看護師が少ないんです。今後も高齢化は進み、医療やケアを必要とする人はますます増えるのに……。地域側も、ケアの担い手側も高齢化していく状況です。これからどうしていくのか？　一つの病院だけでなんとかできることではないので、いろいろな人と取り組む地域づくりが重要だと思っていました。もっと若い人にも地域医療の楽しさを知ってもらいたいんです」

歌ちゃんは、広島から島根にいる私のところまで会いに来てくれました。そのとき歌ちゃんは頭のなかがいろいろなことでいっぱいで、こうも語っていました。

「看護師の多くは都心部の病院へ行ってしまいます。私は自分に力をつけようとカンボジアに行き、日本でその経験を活用しようとしたけれど、病院だけ・自宅だけで解決するのはむずかしいと思ったんです。どうしたらいいのか……。私、大学院に進もうかと」

プロ意識があり、地域の課題を捉えて頑張ろうとしているものの、目指す未来に向かうためにどこから次の一歩を踏み出すか、悩んでいるようでした。私は「実現はいつになるのだろう?」と思ったので、こう言いました。

「ずっと続けなくてもいいから、地域で現場を持ってみたら?」

しかも、ただ現場を見るより、その環境全体をどうつくりあげるかという経験もしたほうがいいなと感じました。

「今度、『おっちラボ』の経営会を見学しにおいでよ!」

歌ちゃんは、経営会の見学に来てくれました。彼女はそこで、さまざまな人が住民の目線から地域全体について話し合っているのに驚いていました。誰かの自宅や病院内でお世話をするのを一つひとつ区切って考えるのでなく、すべてがつながっている前提で話し合っていることに刺激を受けたそうです。

私は、彼女の「情熱・関心」がどこに向いているのかをまず探しました。

真面目な人は、それらの自覚よりも「こういうことが必要だ」と言いがちです。真面目な歌ちゃんにも、その傾向がありました。

でも、話していて私が「それ、やりたいの？」と聞いて、彼女が「必要」と答えるものは、「あったほうがいいですよね」と「やりたいです！」というものに明確に分かれていました。

彼女の「情熱・関心」は、その「やりたいです！」にあったのです。

「叔母のように病気になった人や生活に困っている人に関わるのは、やりがいを感じます！　でも、とくに今困っていない人には、私はあまり関心を持てないんです……」

私は、こう思いました。

（彼女は、地域の人に日常的に接するコミュニティナース活動だけだと苦しくなりそうだな）

もう一つ、印象的だったことがあります。それは、彼女のなかにある担い手としての意識です。

「自分も含めてですけど、地域で頑張ろうとしている人を、頑張れるようにしてあげたいんです」

話していると、その二つの思いが繰り返し出てきます。

彼女の「情熱・関心」と「地域で必要とされていること」が重なる部分とは？

その問いを繰り返し、私たちが行き着いたものこそが、自宅で世話をする訪問看護、そして仲間を育てていくことだったのです。

訪問看護ステーションをつくろう！

人口が4万人弱で、そのうちの4割近くが高齢者である雲南市には、開業医の高齢化にともなう往診医の減少、訪問看護師の不足により、山間部に病院外での治療や介護のサポートを行うことができない〝在宅医療の空白地帯〟が生まれていました。

雲南市はとても広く、東京都の23区とほぼ同じ面積があります。都会のみなさんのほとんどが電車で移動している広さですから、端から端まで車で移動すると1時間以上かかります。そんな広さの一方で、24時間体制で対応している訪問看護ステーションは、2014年度の時点ではなんと1箇所のみでした。

そこで2015年6月、歌ちゃんを含む3人のU・Iターンの若手看護師が前章に登場した「幸雲南塾」に入って訪問看護ステーションをつくろうと立ち上がりました。私は彼女たちの「情熱・関心」と「地域で必要とされていること」の整理を手伝いながら、東京都内で24時間３６５日の訪問看護を手がける『ケアプロ株式会社』との協働を調整していきました。

同社は、自宅で最期を迎えたいと希望したにもかかわらず、その願いが叶わない人、通称・看取りの難民の予防と終末期医療費削減のために、訪問看護ステーションの運営を行ったり、若手・新卒の訪問看護師の育成などを全国に先駆けて実施したりしている会社です。

出会いをもたらしてくれたのは、「幸雲南塾」でした。「幸雲南塾」がスタートした当時、「思いを形にしてきたケア領域の革新家だから、きっと話が合うと思うよ」と私と『ケアプロ』の代表・川添高志くんを塾の関係者が引き合わせてくれました。

それからというもの、お互いにどんなことをしているのか度々情報交換をし、『ケアプロ』の得意分野を知っていきました。

今回の雲南市での訪問看護ステーションの設立にあたって、広範囲にサービスを届けるための効率化、人材確保のためのブランディング、若手でも訪問看護ができるようにする教育体制構築といった課題が見えてきたころ、私は気がつきました。

「それって全部『ケアプロ』が得意なところじゃん！」

川添くんにお願いしたところ、「やりましょう！」と快諾してくれ、協働がスタートしました。

『ケアプロ』の彼らのサポートがなかったら、現場をつくっていくことはむずかしかったでしょう。雲南市が地方創生の推進に向けた「幸雲南塾」の塾生のチャレンジとして訪問看護の立ち上げを行い、それを後押しするために市が『ケアプロ』に委託し、ノウハウが提供されました。これらを采配してくれたのは、雲南市役所の佐藤部長たちです。

こうして2016年春に法人化したのが、訪問看護ステーション『株式会社コミュニティケア（通称・コミケア）』です。「たくさんの幸せな瞬間をプロデュースする」を理念に開設しました。代表取締役には歌ちゃんが就任し、私は取締役になりました。

創業メンバーは、先述したU・Iターンの若手看護師たち3人。「幸雲南塾」の4期生です。全国の訪問看護師の平均年齢は47歳と言われていますが（公益社団法人日本看護協会「2014年 訪問看護実態調査 報告書」より）、『コミケア』の訪問看護師たちの場合は29歳。全国的に見ても若い訪問看護ステーション、それも中山間地域です。珍しいモデルの一つとして立ち上がりました。

「訪問看護を利用される方の話を聞くと、不安感や苦痛は、家庭や普段の生活のなかにあることも多いんです。例えば、病院では入院服を着た病人でも、お家に帰ると台所仕事が得意なお母さんだったり、孫が大好きで保育園の送り迎えも率先してやっているおじいちゃんだったり。当たり前なんですけど、病院とは違う顔をしているんですよね。まちや家庭での役割、今までのその人の歴史というか、その人らしく暮らすには、私たちがその人の普段の暮らしも見て知って、それを支えることが必要だと思っています」

こう語る歌ちゃんは強い意識や志を持っていたものの、開設当初は「めちゃくちゃ不安だった！」そうです。無理もありません。歌ちゃんを含む３人は病院以外での看護をあまり経験していませんでした。さらに雲南市にゆかりがあるわけでもない。〝在宅医療の空白地帯〟とはいえ、人口減少地域でサービス利用者の数も少ない。経営が簡単ではないことは想像できます……。

よって、初めは地域のそこらじゅうから「大丈夫か？」と言われていました（笑）。

それは彼女たちが最も感じていることでもありました。

自分たちを強化して守っていく

「まずはとにかく知ってもらって、選んでもらって、自分たちのサービスを使ってもらえるようにしなくっちゃ！」

そう思った3人は、営業活動を開始します。手づくりのポップを持って自己紹介をし、サービス内容について話し、とにかく歩き回りました。高校生が「学園祭に来てください！」とまちでチラシを配り歩く姿とほとんど同じです。

歌ちゃんはこう振り返ります。

「不安だし、やることもたくさんあるし、3人ともすごく忙しく、立ち上げ当初は休みがほぼない状況でした。ここで自分たちが倒れたら、サービスができるようになって喜んでくれた方たちに、今度は悲しい思いをさせてしまう！ 絶対にそんな思いはさせないぞ！ と必死でした」

また、不安要素の一つだった、地域にゆかりがないという問題については、歌ちゃんたちはこう対応していました。

「地域に新しくやって来た人がいきなり仕事や活動を始めて、さらには自分たちと同じようなことをしているとなると、もとからその土地で医療を担ってきた、頑張ってきた人のなかに『一体どういう人たちだろう?』と思う人がいても当然ですよね。だから、ポジティブではない反応がときに返ってくるのは当たり前。悲しむよりもそれをちゃんと受け止めようと努めました。『私たちはいいことをしているのに責められている!』なんて思ったら絶対に続きません。自分たちの『情熱・関心』ももちろんあるけれど、誰かにとっても必要なことなら、応援者になってくれる人もいる！　と信じてやっていました」

歌ちゃんを含む３人の等身大の頑張りこそが『コミケア』の進歩を生み出していったのです。

近しい人が悲しい・苦しい思いをすると、とたんに加害者に対して暴れん坊になる私がどう見守っていたか、と言えば。

以前の私だったら、彼女たちが理不尽なことを言われたり、理解されなかったりする場面で、きっとキレてヤンキー魂を発動させていたことでしょう（笑）。

でも、『おっちラボ』の立ち上げに関わった経験から、結果が少しずつ見えてくれば環境も変わってくると捉えるようになっていました。怒りは何も解決しないけれど、大事な人が悲しんでいる理由には状況を好転させるヒントもあるはず。

「どうやったら時間をかけて理解されるのか？」

「どうやったら結果を出していけるのか？」

そう考え、怒ったりするのではなく、自分たちのほうを強化して守っていくやりかたを考えるようになりました。

私は雲南市立病院の保健師でもあったので、なんとか応援者を増やそうと、関係機関に説明に出向いたり、彼女たちを紹介したりしました。そんなときに私に声をかけてくださったのが、雲南市立病院の元・看護部長である佐々木悦子さん。彼女は私にこう言いました。

「私の近しい人に以前町長をしていた人がいるの。彼は現職時代に地域から医療サービスが減っていって、身近な人が遠方の病院に入院せざるを得なくなった経験をしている。愛着のある土地で最期を迎えることを支えたがっていたし、何より人脈もある。あなたたちに力を貸してくれるかもしれないわ」

そう言って佐々木さんは快くその人を紹介してくれました。

こうして出会ったのが、よっさんこと影山喜文さん。人柄がにじみ出るような笑顔が印象的なよっさんは、「なんとか力を貸してほしい！」とお願いする私の話を黙って聞いてくれました。

「分かった！　まちで病気の人も含めて支えられるようにしていくことは、わしらにとっても重要なこと。わしにできることなら何でも力を貸すよ！」

そう言われ、涙が出るほどうれしかったです。

それからのよっさんは、自分が蓄積してきた信頼をもとに、市内の医師や関係者に『コミケア』の説明を繰り返し、理解を得て、協力を仰いでくれました。多くの人が「よっさんが言うなら分かったよ」と『コミケア』を受け入れていってくれました。

それに加えて、すでに地域にいた保健師たちにも支えられました。

「初めは、方言やなまりも分からない状態でした。地域の人の暮らしや特徴など、いろいろなことを教えてもらい助かりました」

そう歌ちゃんは話しています。

その後、事務スタッフ、看護師、リハビリテーション担当の仲間が加わり、歌ちゃんたちに勇気を与えていきました。

「もうとてつもなくうれしかったです。あぁ、やってきてよかった……と。また、業務を日々続けていくと『ありがとう』『本当に助かる』と感謝を伝えてくれるまちの方も増えてきて。周囲から『大丈夫か？』と思われながら、『コミケア』を立ち上げました。今では仲間や喜んでくださる方がいることが、心の支えになっています」

現在、『コミケア』で行っている活動は大きく分けて次の三つです。

一つ目は、メインの業務である訪問看護。歌ちゃんの言葉を借りると、「病気と共に暮らす人とその周りの人々をサポートする」仕事です。

これは医師の「こういうサポートが必要です」という指示のもと、病気や障がいがある人の自宅を訪ねて、必要なサポートを実施します。対象エリアは雲南市全域。３６５日、24時間対応しています。土日は当番制で、誰かが緊急用の携帯電話を持ち、何かあればすぐに訪問しています。

訪問看護では、看取りといって、自宅で亡くなる人の手伝いをすることもあります。歌ちゃんは看取りも手がけることについてこう語っています。

「あるお医者さんが『1人のお看取りをすることは、10人の人生が変わること』とおっしゃっていました。例えば誰かが自宅で亡くなると、どんな最期だったのかが周りにいた10人くらいの人生に影響を与えるという意味です。その人の望む人生を支えきって、これからも生きていく人を支えることにもつながっていく、そんな関わりをしていきたいと思っています」

二つ目が、やる気のある若手のネットワークづくり。医療分野の若い人が就職先として地方を選択するケースは少なく、いつも人材不足だからです。

所属する組織で役職がついたり、リーダーになれば、自分の組織を越えてつながる機会があるのですが、実は若い人たちがつながる機会はほとんどありませんでした。一人ひとりが地域づくりを担う人、とくに若者たちが信頼し合い、「地域をよくしようよ」と連携する動きにつなげていくことが目的です。

歌ちゃんたちは、交流会「きらきら地域医療ｃａｆｅ＠うんなん」を半年に1回ぐらいのペースで開催しています。

「私もそう思ってた！」「もっといいまちにしたい！」「喜んでくれる人を増やした

い！」。そういった思いは口コミで広がり、共感する人が「私も」「私も！」と参加するようになりました。多いときには50人以上が集まる大盛況の交流会です。歌ちゃんは次のように話します。

「施設や職域を越えて、地域全体について考えると、『同じように頑張って取り組んでいる同世代の仲間がこんなにいるんだ！』と、盛り上がります。またインフォーマルな場だからこそ、どこの施設の〇〇さんというより、その人がどんなことに興味があってどんな思いを持って活動しているのか、個人としてつながりを強められるのがこの会らしさかなと思っています」

三つ目が、コミュニティナースとしての活動です。

私は「幸雲南塾」に入ったことで、人は暮らしのスタイルや健康のとらえかたが多様で、人の数だけアプローチの仕方があっていいと分かりました。看護以外の方法で日常に溶け込み、多様なアプローチで人の健康をつくること。そして、「楽しいから一緒にいる」という接点から健康に寄与していくことも学びました。

これらの経験から、コミュニティナースのベースとなるものができたのです。

「コミュニティナースとは、日常的にまちに存在して、健康や安心安全に貢献する医療人材」とし、以下の三つをコンセプトに加えました。

①暮らしの動線に乗ること
②多様であること
③「楽しい」を接点にして健康や喜びに貢献すること

「日常的にまちに存在」するため、『コミケア』は商店街にある住民の交流の場「世代間交流施設 ほほ笑み」の一画に開設しました。

この施設は元・本屋。10年ほど前に時代の流れのなかで閉店を余儀なくされましたが、地域の人にとっては思い出深い場所でした。学校の教科書や毎週の発行が楽しみな週刊漫画誌、思春期にはちょっと恥ずかしいけど見てみたいエロ本も（笑）、この本屋で調達して暮らしていたからです。

そんな愛着のある場所だった本屋をなんとか利活用できないかと、住民が立ち上がっていました。同時期に『コミケア』が創業準備を始めたこともあり、「拠点を同じにすればば日常的にまちの人と関わりながら健康を支えるコミュニティナースとして、実践の効果が広がるかも！」と考えました。

共に空き家を改装し、「三刀屋地区まちづくり協議会」という交流拠点を管理するみなさんと、『コミケア』、そして障害者相談支援事業所の3者で共同利用することが決まったのです。

歌ちゃんたちは「自分たちもその地域の人たちに貢献したいし、知ってもらいたい」という思いから、住民が集まる場を月に1回担当し始めたところ、次のように皆さんに喜ばれました。

「実際に顔が見える関係性がとってもいい」

「毎回自分のことを気遣ってもらえるのがすごくうれしい」

初めは受け身の様子で一応来ている……という感じだった人も、今ではおしゃれをして張り切って足を運んでくれているそう（笑）。積極的に歌ちゃんたちに話しかけ「この間、足を折ったのよ。今はリハビリ中なの」という報告や、「こういうときはどうしたらいい？」という体や暮らしにまつわる相談をするようになりました。

歌ちゃんはその様子を見て「自分たちのコミュニティナースの活動が親しみを持たれ、身近な存在になると、自分の健康への関心や対処できる力を引き出すことにも影響するんだな、『この子たちに聞いてもらいたい！』という気持ちが湧いてくるんだなと分かりました」と話しています。

コミュニティナースの活動に定義はないので、明確な線引きはありませんが、二つ目のやる気のある若手のネットワークづくりもコミュニティナースを意識した活動内容になっています。

『コミケア』の活動の90％ほどは訪問看護ですが、スタッフ全員が地域への意識が高く、「よりよくしたい」と思っています。現在のスタッフは、歌ちゃんも含めて看護師が5人、リハビリテーションのスタッフが3人、事務スタッフが1人です。

地域活動、とくにコミュニティナースの活動の部分はお金になりにくいものなので、「実現できているのはなぜ？」と歌ちゃんはよく聞かれるそうですが「まずは志と気合いですかね」と笑って答えているようです。とはいえ、もちろん経済的にも継続できる仕組みを構築する努力をしています。彼らの志と頑張りは頼もしいものです。

そのように頑張ることができるのは、『コミケア』の彼らが〝理想〟を持っているから。「理想としているのは、必要なものがそこにあるまちです。変化する時代に合わせながら必要なものをちゃんとつくることが重要だと最近すごく思っています。住民のみなさんにとって幸せな形が保てるように、関わっている人から集めた声を大切にしていきたいですね。実現に向けて動きたいと思います」

『コミケア』ではこのような三つの活動を中心に、慌ただしくも充実した毎日を送っています。今、歌ちゃんは不安よりも、「情熱・関心」が重なるなかでの実践と、仲間によって強化された環境で、やりがいのほうが大きい日々を過ごしているようです。

コミュニティナースを増やすプロジェクトがスタート！

『コミケア』のスタート後、新聞記事や口コミで私たちの活動を知り、雲南市まで視察に来てくれる人が増え始めました。

ありがたいことに、視察依頼がどんどんくるようになり、すべてに対応していると本業に支障が出かねない、という状況にまでなりました。うれしい悲鳴です。

（どうしよう？　興味を持っていただけるのはうれしいし、コミュニティナースが各地で増えるのならばお手伝いもしたいけれど、今の雲南市の数少ないスタッフで対応業務をするのはむずかしい……）

佐藤部長やスタッフとも相談し、悩んでいたまさにそんな時期。医師や看護師の採用事業などを手がけていた東京都内のＩＴ企業『ボノ株式会社』からこんな声をかけられました。

「地域で活躍できる医療人材の育成をやりませんか？」

同社は、看護師の離職の多さを実感してある調査をしたところ、多様な働きかたをしたい看護師が多数いると分かったそうです。それを病院側に提案してもなかなか受け入れられなかったため、私の活動に着目し、声をかけてくれました。まさにベストタイミングでした。

「東京で、コミュニティナースを育て、ノウハウをシェアするような講座を開こう！」

急ピッチで準備と告知をし、２０１6年6月から東京都文京区にて「コミュニティナースプロジェクト（当時の名称はコミュニティナース育成プロジェクト）」の第１期を開催しました。

受講要件は次の通りです（２０１9年1月現在）。

・看護師免許を持っていること（看護師免許を保有していない人でも健康的なまちづ

くりの実践をしたい場合、問い合わせを受け付けています）

・自分の「情熱・関心」にもとづいたアクションプランをつくり、プランについてオープンに話し合えること

・アクションプランを実践する地域を持っている、または講座期間中に探す意思があること

・講座の全日程に参加できること

現時点では、プロジェクト修了生の実践の質を担保するために、看護師免許所有者に絞って進めています。今後は資格の有無についても対象を拡大する可能性があります。

第1期には、看護師や保健師の資格を持つ12名が全国から集まりました。私から声をかけた人もいましたが、「初めまして」の人もたくさんいました。みんな、自分のアンテナを信じて即座に行動できる、熱い思いを持った人たちです。

（たった一人で活動していたところから、みなさんのおかげで、ここまできたんだ……）

感動と手応えがじわじわと胸に広がっていきます。彼らと出会えて、とてもうれしかったのを今でも覚えています。

講座では、単に知っておくといい知識を伝えるのではなく、コミュニティナースが活動するための環境づくりなどについても伝えました。

大好評だったことからその後もこのプロジェクトを続け、これまでに第7期まで実施しています。受講した人の数は１３０人を超えました（２０１９年1月現在）。

また、コミュニティナースの育成や普及に関する支援により力を入れて取り組むため、２０１７年3月、『ＣｏｍｍｕｎｉｔｙＮｕｒｓｅＣｏｍｐａｎｙ株式会社』を設立し、私は代表取締役に就任しました。現在「コミュニティナースプロジェクト」はこの会社で行っています。

期を重ねるたび、内容もブラッシュアップしているため、プロジェクトでどんなことを伝え、教えているかについては、第5章で紹介します。

地域づくり専従のコミュニティナース、始まる

雲南市では、２０１６年10月から別の取り組みも始まりました。

詳しくは後述しますが、雲南市にはおおよそ小学校区単位で主体的に地域づくりを進

める「地域自主組織」という仕組みがあります。同市では「地域自主組織」に自治体の予算を交付し、「地域づくり応援隊」という人材の制度がつくられました。

その制度を利用して、看護師免許を持った人が初めて配置されました。当時23歳のタエちゃんこと古市妙さん。彼女は鹿児島県から移住し、着任したのです。

タエちゃんは高校生のとき、祖父の往診に来る医師や看護師を見て、親しみのある雰囲気に「看護師になりたい！」と決意し、鹿児島大学病院にて看護師として働いていました。

実は、タエちゃんは看護学生時代にインターネットで私の活動を知り、強い関心を持って実際に雲南市まで見学に来てくれたことがありました。ほんわかとした笑顔と、優しい語り口が魅力的な女の子でした。

その優しい印象の一方で、彼女の場合は、初めから「情熱・関心」がはっきりしていました。自分の大好きな祖母に接するように、ほかのおじいさんやおばあさんにも接したい。そういう活動がしたい。つまり、やりたいことは「みんなの孫のような存在」だったのです。

私は、「住民の暮らしの動線に関わる人を送りこむチャンス！」と思い、地域づくり応援隊を募集していた雲南市鍋山地区に「受け入れてもらえますか？」と話しました。

するとヨソモノを受け入れるのならば、「農作業に強い人に来てほしい」という答え。「看護の勉強していた人はどうですか？」と聞くと「そういう希望は持っちょらん」と言われました。

（でも、屈託のない笑顔の天使のようなタエちゃんを、みなさんが気に入らないわけがない……）

私は勝手ながら、そう感じました。

「一回、だめもとで会ってもらえませんか？」

こうお願いして承諾をもらい、彼女と一緒に鍋山地区へ行きました。タエちゃんには「いつものタエちゃんでいればいいよ」と話して。

彼女は自己紹介を済ませた後、いつも通り祖母への愛をありのままに地域の人たちへ話しました。

「うちのばあちゃんは、鹿児島でたんかんという種類のみかんをつくっているんです。認知症があったり、足腰が弱くなってきたりもしているけど、本当に大事に、我が子のように愛をこめてつくっていて。家にいるときよりも、山にいるときのばあちゃんは本当に生き生きとしていて！　その姿がとっても大好きなんです。ばあちゃんのように病気があっても、自分の生きがいを持って人生の最期まで自分らしく暮らせる、そんな人生のサポートができるような人になりたいんです」

話しながら祖母のことを思い出し、タエちゃんは涙ぐんでいました。

タエちゃんの心温まる話の後、私からは『コミケア』を始めとした雲南市内で取り組んでいる活動について、そしてどんな思いでそれを行っているのかを伝えました。

「ぜひあなたに、うちの地区に来てほしい！！」

私の補足などあまり意味もなく、一発で彼女は気に入られました（笑）。それも、看護師としてというよりも彼女の人間性、つまり一人の人として受け入れられたのです。

タエちゃんという人として信頼・応援してもらえるほうが、地域で軽やかな一歩を踏み出しやすい。そのことは今までの経験からも十分感じていました。タエちゃんはまさに、そんなスタートを自分でつかみました。

こうしてタエちゃんは、鍋山地区の担当に。この地区は人口が１４００人弱で、高齢化率は市の平均よりやや高く42％。独居の人が70人前後いるエリアです。

タエちゃんは雲南市へ入ると同時に「コミュニティナースプロジェクト」の２期生にもなり、東京へ通いながら鍋山地区での活動を始めました。

彼女は今、大きく分けると四つの活動をしています。

①事務所の事務作業。「地域自主組織」の事業に関連する細々とした事務仕事を通じて地域の人と積極的に出会い、必要に応じて健康の相談にのったり、気がかりな人に声をかけたりしています。

②『ちょんてご』という地域のナースチームの活動。今はこれが大きい活動です。「ちょんぼし、てごする」という出雲地方の方言から名付けられました。「ちょっとだけお手伝いさせてください」という意味です。

タエちゃんはこう話します。

「看護師は、元気でいてほしい！　という気持ちを大前提として、相手がどんな力を持っているのかな、どうやったらその力が引き出されるかな、そんな視点で関わって元気で楽しく暮らすことを支える仕事です。私が『(事務作業のほかに) コミュニティナースの活動もしたい』と地域の方たちに話していたら、『あそこの奥さんは元・看護師だぞ』と教えてくださる人がいて！　私から声をかけた人や、『私も一緒にやりたいわ』と声をあげてくれた人も出てきて、自分のほかに8人の仲間ができました。メンバーのほとんどは病院や施設で働いている人で、残りは退職した、いわゆる潜在看護師と言われている人です」

潜在看護師とは、就業していない看護職員のこと。なんと、全国でおよそ71万人と言われています（厚生労働省「平成22年末推計：厚生労働科学研究」より）。看護職資格保持者のうち、実に3割強になるのです。およそ3人に1人が職を持っていないことになります。

ちなみに、団塊の世代が後期高齢者になる2025年には、医療・介護の分野で就業する看護師が約200万人必要だといわれていますが、2014年の時点では約160万人にとどまっています。

タエちゃんは、そんな潜在看護師の掘り起こしにも成功したのです。彼女が、潜在看護師だった地域の人のハートに火をつけたことが結成のきっかけになりました。「同じ思いの人が地域に来てくれて、やっと出会えた！」と、『ちょんてご』のメンバーにもタエちゃんの存在は喜ばれています。『ちょんてご』で、メンバーたちの「情熱・関心」も実現できるようになったのです。タエちゃんは次のように言います。

「活動内容は、一つ目が声かけです。ごみ捨てなどのときに〝看護師の目を持って〟地域の人にご挨拶をして、『体調いかがですか?』と声をかけます。一人暮らしの高齢者を地域全体で見守っていきたいんです。コミュニティナースという在りかたは、地域で彼らの一番そばにいられる存在かもしれないと思っています。

二つ目は、健康に無関心な人たちの健康面での情報やサービスを調べ、得て、理解し、効果的に利用できるようにすること。健康に無関心な人に向けて健康をキーワードにしても関心が向きにくいので、『楽しいな、気になるな、参加してみたいな』と思ってもらい接点を増やしていけるようにイベントなどを企画しています」

「楽しい」をキーワードに幅広い人にアプローチし、接点を持っていくコミュニティナースの活動です。

③住民の健康チェック。鍋山地区では雲南市から水道検針の事業を受託していますす。定期的に行う水道メーターの検針に合わせて高齢者への声がけ・見守り活動をしていますが、その際に気になった人を把握して、後日タエちゃんは訪問するよう

にしています。

「水道メーターを見に行く担当者さんがさりげなく元気かどうかを見ているんですね。それで気になる方を見つけて、そこへ私が後日訪問をし、お話を聞いています。高齢化が進む鍋山でも病気になる方は増える一方です。元気なうちから予防的にもっと健康でいてもらえる働きかけが必要だと考えていますし、コミュニティナースはその一助を担えると思っています」

そう語るタエちゃん。暮らしの動線で、安心や健康の維持増進につなげていく取り組みです。

④拠点づくり。2017年度、鍋山地区に相談窓口も含む場があると地域の人がもっと安心して暮らせるようになるのでは、というねらいのもと、総務省の事業も活用して拠点の整備をすることに。タエちゃんは「安らぎ広場」という名称の、地域の人が楽しく集う場所づくりをしています。

タエちゃんはこう語っています。

「最初は『私が頑張らなきゃ！』と肩に力を入れていたんです。そうしたらなんのなんの（笑）、地域にはすでに見守り合いや助け合いの風土がとってても豊かにあったんです。地域自主組織があるからだとも思いますし、農村地帯ですからみんなで田んぼの作業を順繰りにしていて、昔からの集落意識が残っていると感じました」

集落意識が残っているとはいえ、先述したように高齢化しているわけですから、彼女のような存在が地域に入ると、よりスムーズに地域が動き出すのではないでしょうか。

彼女は初め、6～7割は「地域自主組織」の事務所の仕事をし、ほかはコミュニティナースとして活動していましたが、意識が変わってきたそうです。現在、彼女はこう語っています。

「地域自主組織の活動とコミュニティナースの活動に明確な線引きはなくて、地域自主組織の活動も広い意味でコミュニティナースの活動だなぁとだんだん思うようになってきたんです。地域自主組織の活動や地域づくりにどうケアやコミュニティナースのエッセンスを入れていけるかを今は意識していますね。例えば、お祭りの準備で『熱中症予防としてお茶があるといいですよね』と提案して、地域の方と話しながら進めていきます」

〃壁〃を乗り越え、地域に自分をさらけ出す

「まちにはいろいろな年代の多様な方がいます。接するとき、エネルギーが要ることもありますが、私にとっては心地いいエネルギー消費の形です。どんな話題をふったらいい表情をするかな？　そうコミュニケーションのとりかたを考えるのが楽しいですし、話すうちに距離が縮まった瞬間や相手の表情がほぐれたときは友達や家族が増えた感じがしてうれしいです。そういうところにコミュニティナースのおもしろさがあります。その人がどういう瞬間を喜ぶのか、知らなかった部分が見えてくるのもおもしろい。そんな〃喜びポイント〃を一緒に探るのが私にとっても心地よくて。一緒に笑っていたいんです」

そう言って明るく活動しているタエちゃんですが、地域でコミュニティナースとして活動するときにつまずきやすい〃壁〃を感じたこともあると言います。

「活動の時期によって、それぞれ壁があるなと思っています。でも工夫することで、スムーズになるはずです。

最初の壁は、導入時の地域とのチューニング。地域の希望や自分の思い、それに関係

者どうしの人間関係のすり合わせをきちんとしていないといけません。地域の人たちから『一般的な看護師と何が違うの？』とコミュニティナースへの抵抗感が出やすかったり、制度や仕組みに縛られずに自由に活動することへの理解が得にくかったりします。摩擦がある場合には、地道な信頼関係をつくっていくしかないと感じています」

雲南市のタエちゃんの場合は、コミュニティナースを広めていく初期段階だったので、コミュニティナースが何なのかを理解している地域の人は少なかったと思います。だからこそ、今はつらつと活動している姿はとても頼もしいです。

「次の壁は、数ヶ月～半年ほど経ったころです。私は今でこそ、コミュニティナースがコンセプトや概念なのだと思えているんですけど、最初のころは職業や役割だと思っていたんですね。正解がないなかで『コミュニティナースって何？』と、自分で壁にぶつかってしまっていました。病院に勤めていた時代の頭がやっぱり残っていて、『看護師だから、こうだ』とどこか型にはめたくなる。でも活動しやすくするために、一度その観念を頭から外し、自分自身の考えかたを変換させました」

そう語るタエちゃん。どう克服していったのでしょう？

「肩書きとして『看護師です』って言いたくなるけれど、それはぐっと抑えて、人と人としてどう出会えるか、と考えを切り替えました。『看護師です』と言えば自分の安心材料になるけれど、まずは自分個人をさらけ出します。看護師という強みを表現せずに向き合うことに怖さもありましたけど、一度感覚をつかめれば、『こんな感じか！』となるんです」

「看護師です！」と主張しなくても信頼関係ができ、「この子は看護師さんでもあるんだ」という認識がまちで広がってきて、健康相談などをする『まちの保健室』を開催したときには、80代のおじいさんが「妻が入院していて、少し心配なことがあっても誰に言えるわけでもない。あんたがいて話しやすかった。話せてよかった」と言ってくれたことが、タエちゃんの心に残ったそうです。

「病院のように患者と看護師ではなく、地域ではおじいちゃんと孫のような関係。個々人として出会えるので楽しいです」

タエちゃんならではの、コミュニティナースの表現を象徴した言葉です。

今、タエちゃんのやりがいは、地域の人が喜んでくれたとき、安心した・早く病気が見つかってよかったという反応を直接いただいたときだと言います。

同じ市内で活動する者どうし、歌ちゃんたちとも密にコミュニケーションをとっていて「仲間であるコミュニティナースたちが生き生きと活躍する姿を見るとやりがいが高まります」とタエちゃんは話しています。

『おっちラボ』の小俣健三郎は、彼女の奮闘をこう評価しています。

「地域が変わりつつあると思いますよ。今やコミュニティナースのことを知っている地域の人は多いですし、『ああいう子がいてくれたら、私がやっている活動とも連携できるよね』と感じていらっしゃる人や組織も出てきています。コミュニティナースがいるからこそ、鍋山地区で活発な活動がどんどんできているのだと思います」

雲南市のユニークなシステム「地域自主組織」

ここから、雲南市がコミュニティナースの導入に至った背景にある、雲南市の歴史とユニークなまちのシステムをご紹介します。

雲南市は、２００４年に六つの町村が合併してできました。いわゆる平成の大合併です。しかし、その後の道のりは決して順風満帆ではなく、翌年には財政非常事態宣言が出されます。合併前から市役所の職員は地域の住民と「どんなまちにするか」を徹底的に議論したそうです。

人口が減少して地域が崩壊する前に、地域の〝横断的組織〟、集落の機能を補完する新たな〝地縁組織〟が必要――。

その結果、２００５年から２００７年にかけて雲南市の全域で設立されたのが、「地域自主組織」でした。住民が連携して知恵を出し、地域課題を自ら解決し、地域が発展することを目的としています。

これは明治時代以来のコミュニティを大切にし、概ね小学校区域ほどの広さを単位として、小規模で多機能な自治を行う仕組みです。市内に30の「地域自主組織」ができました。１組織の平均人口は約１３００人、世帯数は約４００世帯です。

具体的には、「地域自主組織」の事務所を旧・公民館に設置し、地域づくり・地域福祉・生涯学習といった地域活動を住民の代表者が中心になって計画・実行し、市との話し合いを積み重ねながら協働のまちづくりを進めています。

その結果、高齢者の見守りや配食サービス、放課後児童クラブなどの福祉活動、日用品の小売業、地元の食材を生かしたレストランなどのコミュニティビジネスなどの取り組みも始まりました。

第４章

コミュニティナースに取り組む先進県

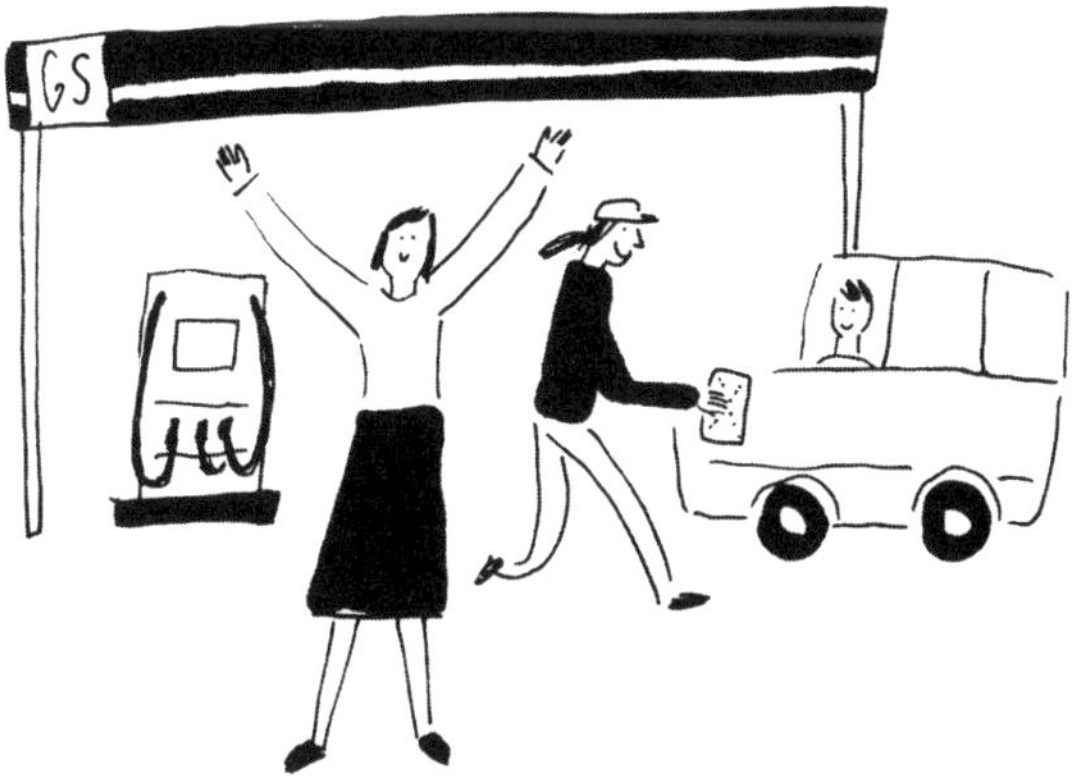

奈良県庁のスーパー公務員、登場

雲南市でのコミュニティナースが広がりつつあったころ、なんと「県」として旗を振り、市町村にコミュニティナースを導入しよう！　とする、熱くかっこいい大人たちが登場しました。

奈良県地域振興部の奥大和移住・交流推進室の次長・フクちゃんこと福野博昭さん、コメちゃんこと米田《こめだ》学さんです。

「コミュニティナースプロジェクト」で講師を務める、コミュニティづくりの専門家・友廣裕一さんが、二人を紹介してくれました。

奥大和とは、縦に長い形をした奈良県の南部と東部にある19市町村のことで、要は人口減少や高齢化の一途をたどる中山間地域。県内のほとんどの人口が京都や大阪にアクセスしやすい北部や西部のまちに集中し、奥大和の面積は全体の約8割もあるのに人口はわずか奈良県内の約2割とのことでした。

二人はすでに、このエリアに移住者や関係人口（移住者や観光客だけではなく、地域の人と多様な形で関わる人々）を増やすためのさまざまな活動をしていました。

例えば２０１５年、人口が約１７００人の東吉野村にコワーキングスペース『オフィスキャンプ東吉野』設立のきっかけをつくりました。『オフィスキャンプ東吉野』にはオープンからの約４年間でのべ６０００人以上が訪れ、12組が村に移住するという実績を出しています。

地域創生や地域おこしの分野で、知る人ぞ知るスーパー公務員だったのです。

２０１６年秋、私が奈良へ行きコミュニティナースについて話すと、すぐにこう反応してくれました。

「めっちゃええやん、それ！　これはおもろいで。じいちゃんばあちゃんが喜ぶと思うねん」

「うん。これ、うち、必要なんかもしれへん。うちがやったるわ！」

「えっ、本当ですか……？」

私は、自分たちの活動の公共性を認めてもらい、会って間もないのに迷いなく「一緒に形にしよう」と公務員の人たちに言われたのは初めてで、とても驚きました。

感動……。もう涙が出そうでした。これまでの奮闘の末にこんな出会いがあるとは、まったく予想していなかったからです。

コメちゃんとフクちゃんは、私にこう話しました。

「奥大和で活動していて常々感じていたのは、昔は近所の人と支え合うのが当たり前で、清掃活動をしたり、お年寄りが困ってはったら誰かが助けたりしていたのが、高齢化でだんだんできへんようになっていること。田舎のよさがなくなっているんちゃうのと。それを僕らが何か考えなあかんなと、ずっと思っとって」

「ただ移住を増やすんじゃなくて、奥大和に住んどる人がずっとここで暮らしたい！　って思うようにして、奥大和を元気にしよう！　というのが、我々職員の目標やから。コミュニティナースはみんなが生き生きと暮らすきっかけになるし、お互いに『支えよう』となるかもしれん」

彼らは、「コミュニティナースのコンセプトをうまく活用できれば、奈良の人が喜ぶ」と信じてくれているのだと気づきました。これまで「田舎でみんながどうしたら幸せに安心して暮らしていけるか」を常に考えながら、どうすべきかを模索していたようです。

だからこそ、コミュニティナースに可能性を見出し「この手が打てるのではないか」と考えてくれたのでしょう。公務員ですが、まるで社会起業家のような気概です。

「ほな、各市町村に挨拶回りに行くで！」

「は、はい！」

そこからは怒濤の挨拶回り。車を飛ばして各市町村を回り、村長や町長、市長にコミュニティナースのこれまでの取り組みについて話しました。

フクちゃんたちも「必要性を感じるなら導入してほしい」と一緒に頭を下げてくれました。

驚いたのは、挨拶をした市町村の首長のフクちゃんたちへの信頼の厚さ。「彼がここまで言うなら、きっと投げ出さないだろうから。よし、やろうや！」と、みなさんが前向きでノーを言わないのです。もともと奥大和移住・交流推進室と各市町村役場の距離は近かったそうで、フクちゃんは「めちゃめちゃ飲み会やってるからな」とニカッと笑います。

どんな形の実践でも受け入れ、まちの人が笑ったり喜んだり、健康になることを一緒に追いかけようという姿勢に、驚きました。

（何だこれは……。なんてドラマチック！　こんな人たちがいるまちって、すごい。奈良にはすごい公務員がいるぞ。それも小学生のような無邪気さで天真爛漫な動きをする、スーパー公務員集団……！）

彼らとの出会いは、私にとって人生の宝物になっていきます。でもこのときはまだ、何が始まっていくのか分かっていませんでした。

自治体での導入前の、彼らの緻密な動き

そうは言っても県庁という大きな組織ですから、簡単に承認がおりるわけがありません。しかもコミュニティナースという、幅広いコンセプトを持つ分かりにくい活動であればなおさら（苦笑）。

フクちゃんたちは、私を各市町村の首長につないで終わりではなく、水面下でも尽力してくれました。

かつて庁内で医療系の部署に9年間所属していたコメちゃんは、県庁の「医師・看護師確保対策室」にコンタクトしてくれたそうです。

「すでに県庁に、医師や看護師不足について対策するセクションがあるのに、奥大和移住・交流推進室でも違う働きかけをすると、どこかで衝突が起こるんちゃうのという心

配があって、話をしに行きました」

そのセクションの医療従事者のみなさんは「コミュニティナーシング」については知っていて、「海外で取り組まれていること」と理解していたそうです。

看護協会のある人は「これは看護師や保健師の新しい働きかたと違いますか」と言ってくれ、好意的だったといいます。

自治体とは、一時期のためだけに大切な税金を使うより、仕組みを整えたり継続するために必要なものを考え、プロジェクトとしてシステマチックにつくり上げるのが一般的です。

奈良県知事は、システムとして整えたとしても地域へ入りたいコミュニティナースがいるのか、都会に比べたら不便なところでコミュニティナースが活動を続けられるのか、心配だという見かたを示したそうです。

フクちゃんたちは「地域の人口は何十年もかかって現在のようになったのだから、一発逆転で劇的に変わるものではないけれども、僕らは挑戦しようと思っている」と話してくれたのでした。

「じわっと効きますねん」

そんな独特な言い回しをし、そしてフクちゃんはこう宣言したそうです。

「世の中にはこういうことにチャレンジしたいと思っている人がいっぱいおるんです。やらなあかんことですし、制度を考えます。僕らがつくって成果を上げます！」

フクちゃんたちとの出会いからわずか数ヶ月。２０１７年4月から、なんと県内の山添村に実際にコミュニティナースを導入することになりました。

19市町村のなかからなぜ山添村が選ばれたのかと言えば、二つの理由がありました。

一つは、地域医療が根付いていた歴史があったこと。村内の30の集落に保健推進員を配置し、健診の受診率を高める活動をしています。健診後は報告会として看護師や保健師が各集落を回り、保健指導をしていました。

１９８０年代から25年間は、地域の住民に寄り添っていた有名な訪問医が村内で活動していました。その医師は一軒ずつ各家庭を回り、住民の様子をよく理解していたといいます。医師のもとには保健師が何人も付いていて、みなさんで地域に入っていたとか。

そうした配慮や体制で十分な地域医療が行き届いていたのでしょう。奈良県内で最も医療費が少ない自治体でもありました。しかし、その訪問医は退官し、保健師も多くが辞めていました。

もう一つは、現在活動している保健師や、山添村役場・地域振興課の植田誠輝課長がコミュニティナースの導入に協力的であること。「地域医療の大切さを経験してきた村やし、親切な保健師さんと、地域づくりの分野で僕らが信頼している植田課長がいる。この村だったら預けても大丈夫やろうな」とフクちゃんたちが判断しました。

この植田課長は、長年の役場勤務のなかで「とくにお年寄りや一人暮らしの人が安心して住めることが大事だ」と感じていて、初めから、まるで兄のような愛情を持ってコミュニティナースを育てることを決めてくれていました。

植田課長は始めに、コミュニティナースをどの課に所属させるといいのか、検討しました。地域づくりの文脈でいけば、植田課長のいる地域振興課が一般的です。でも、植田課長は「一番効果的にコミュニティナースの取り組みを広げていける、保健福祉課がいいだろう」と決断しました。

すぐに保健福祉課の課長に「受け入れにまつわる身の回りの世話や地域との関わり

は、全部担当するから何も心配せんといてくれ。でも所属については、保健福祉課で回してくれへんか」と頼んでくれたのです。保健福祉課の課長も「それなら」と協力的な姿勢を示し、課を横断して連携することになりました。スタート時にこうして〝握手〟ができていたことで、コミュニティナースが動きやすくなりました。

「『ウェルカム』で受け入れて、一緒になってこれからやっていくんだから。役場の人間が背中向けて押し合いしてたら、コミュニティナースが入っても不幸になるだけや」

男気あふれる植田課長は、そう話していました。

植田課長は一方で、自由度の高いコミュニティナースの活動が地域の医療の専門家たちにどう思われるか、憂慮もしていました。

そこでフクちゃんや植田課長たちはコミュニティナースの導入にあたって、地域の関係者を集めて交流会を開き、「僕らはこんなことをやろうと思っています」と説明をしてくれました。

さらに、フクちゃんや植田課長の尽力で、コミュニティナースが移住して住む空き家まで見つかりました。

バングラデシュから奈良県の村へ

奈良県で受け入れ側の態勢を順調に整えてもらうなか、私は「誰に入ってもらおう?」と考えました。

そのときすぐに思いついたのが、神奈川県横浜市出身のエバちゃんこと荏原《えばら》優子さん。彼女は看護学生時代から社会福祉のボランティアをし、地域医療に関心をもち「自分のやりたいことって病院だけではできないのでは」と考えていたものの、〝ある神話〟により病院に就職しました。

エバちゃんはこう語ります。

「看護界でよく言われている看護師神話があるんです。『一度は病院で臨床を経験したほうがいい』と。この言葉に沿う形で、神奈川県内の病院に入り、救命病棟で5年間働きました」

彼女が勤務していた救命病棟では、倒れて側溝にハマってしまい、そのまま3日間も発見されなかった高齢の男性が運ばれてきたことがありました。

「ご家族がいない人で地域に身寄りもいなかったために発見が遅れ、できる治療を全部したけれども、お亡くなりになられたんです」

エバちゃんは「こういう、縁がないことで発見が遅れる人たちがまちにはたくさんいるんだな」と感じたそうです。

「この患者さんは退院後、どうやって地域で生活できるのだろう？」

「なぜこの状態になるまで、病院へ来なかったのだろう」

エバちゃんは救命病棟で、しばしばそうした違和感を持つようになります。

そんなころ、彼女にとって決定的なことが起こりました。

「私の父に、がんが見つかったんです。それも末期の状態で。私は日々の業務や患者さんのことでいっぱいいっぱいで、父の状態に気づいてあげられませんでした。その後父を看取ったのですが、このまま看護師を続けていくのは違うな……と。そこで自分自身がやりたかった地域医療や、自分の親を救えなかったぶん予防に身を投じてみようと。『本当に困っている人のもとで活動しよう』『医療がないところで病気にならない村づくりをしたい』と決めました」

エバちゃんは病院を辞め、青年海外協力隊としてバングラデシュへ飛び出しました。

そこで2年間活動し見つけたのは、病院が近くにないからこそ住民が支え合っている姿と、住民のそばにコミュニティ医療供給者（生活の相談を受ける医療職）や助産師がいる安心感でした。「私も、その人たちのような立場でまちの保健医療を支えたい」という思いを持って帰国したのです。

青年海外協力隊を実施する『ＪＩＣＡ（独立行政法人国際協力機構）』には帰国後の進路をサポートする部署があり、そこが企画した活動報告会で、エバちゃんは取り組みを発表しました。この発表を聞いた『公益財団法人ふるさと島根定住財団』の人が「絶対に矢田明子さんと会ったらいいと思う」と声をかけてくれたそうです。

エバちゃんは、早速「コミュニティナースプロジェクト」の第2期に申し込んでくれました。私と出会ったころの彼女は、これからの人生をどうすべきか悩んでいました。

「私、大学院に進学しようか悩んでいます。私は国内で実践経験がないし、バングラでも、コミュニティナースのような地域をつくる看護師の取り組みは、自分がやったというより一端を担ったぐらい。ちゃんと実践をして、実践者となったうえで学びながら、それを文献的なものに仕上げてエビデンスにし、確実にしていくプロセスに関われたらいいなと思うんです」

エバちゃんからそう相談されたとき、すでに奈良県側での動きが始まっていました。第3章に登場した歌ちゃん同様、大学院に進んでも彼女のやりたいことが実現できるとは限らないと感じたと同時に、私は「海外に飛び込んだ経験のある彼女なら、能動的に地域へ入っていくことができるだろうな」と考えたのです。

「エバちゃん。奈良はね、そこまでやる気だよ」

「そうなんですか。きっと、勉強になりますね。……私、いっちょ奈良でやろうかな!」

彼女は山添村へと移住しました。

私、ガソリンスタンドにいるコミュニティナースです

エバちゃんは、始めの半年は県の雇用の地域おこし協力隊である「奥大和仕事づくり推進隊」として入り、10月からは村の職員として集落の見回りをする「集落支援員」の枠組みを活用してコミュニティナースになりました。

山添村に来たばかりのころには車がない時期があり、「まず土地を知ろう」ととにかく歩き、人の動きやどこに誰がいるのかを見て回ったと言います。地域の診療所、産直

市、鉄工所などに足を運び、地域の人たちに話しかけ、驚かせてしまったこともあったようです。

でも、エバちゃんにとっても不慣れな関西弁を聞きながらの会話。エバちゃんは初め「たぶん」という意味合いを持つ「知らんけど」に見放される印象を感じたり、「いなくなる」という意味の「いなったん」という方言に戸惑ったりしたのだとか。

しだいに、こんなやりとりが多くなったそうです。

「どこに行ったらあなたに会えるの？」

「私、いつもここにいるっていう拠点がないんです。電話での連絡がいいですかね」

「電話するのは、躊躇するわぁ……」

こういった声がしばしば聞かれるようになり「拠点があったほうがいいのかもしれない。どこか座れるところはないかな」とエバちゃんが考え始めたころ、手を挙げてくれたのが、ユウちゃんこと乾由《いぬいゆう》さんでした。

ユウちゃんはこう言ってくれたのです。

「うちだったらよく人も来てくれるし、私が知ってる人につないであげられる。荏原ちゃんがここにいてくれたら、定期的に来てくれるお客さんたちと日々顔を合わせられるし、健康相談にものれるやん。そうすればお客さんも安心やし！」

彼女が言う「うち」とは、なんと村民の8〜9割が通うガソリンスタンド！ とても元気で明るいユウちゃんは、3年前から村の中心部にあるガソリンスタンドに勤め、平日は毎日勤務し、接客をしていました。徒歩圏内に住んでいるので、地域の情報にも詳しいのです。エバちゃんが毎日ガソリンスタンドの前を行ったり来たりしているのを、いつも見ていて気になっていたそう（笑）。

ユウちゃんは、京都府・和束町出身。山添村出身の人と結婚し、約10年前にお嫁に来たのですが、来たばかりのころにヨソモノとして地域になじんでいく大変さを経験していました。

コミュニティナースの導入が決まったとき、ユウちゃんはこう思ったそうです。

「なんでもやってみよう！ が私の基本やから、コミュニティナースは村の役に立ってくれそうと思って『いいやん！』って。看護師さんが村を回ってくれるのはいい。民生委員さんはそこまで回らへんし、診療所はこっちから行かなあかんやん」

彼女は賛成しながらも、村のことを知らない人が地域に入っていく大変さを予想し、県庁のコメちゃんに「村の外から人が来るなら、村のことも分からんし、住民のパートナーを一人でも付けたって。そんな人がいるかいないかで変わってくるから」と話していたそう。

だからこそ彼女は、エバちゃんに声をかけてくれたのです。

「自宅からあまり出ないような人も、ここは田舎だから車にガソリンを入れに来はんねん。ここにおったら、そんな人たちにも会えるやん！」

そう爽やかに話します。

ユウちゃんは、強力な助っ人になります。その明るい性格から、もともとお客に「いつでも来たいときに来いや」と言い、プライベートな相談にのるほど地域の住民と交流をしていたそう。「会話よりも対話を大事にしてます。会話は一方通行でもできるじゃないですか。でも対話は人と人が見合ってしゃべらないといけないんです。だから対話のほうが好き。私しゃべるの好きやし、いろんな人が来て楽しいから、ここにいると私も元気をもらえるんです」。

９月ごろから、エバちゃんはガソリンスタンドに常駐。ユウちゃんが「荏原ちゃんのにしいや」と机も用意してくれました。ここからユウちゃんが、訪れる地域の住民とエバちゃんの間に立って紹介していくことで、エバちゃんの活動がスムーズになっていきます。

エバちゃんは「ユウちゃんは『あのおっちゃんはこういう性格やから気をつけ』『この人はこういう人やから、こういうしゃべりかたしたほうがいいよ』と教えてくれたり、『最近あの人寄らへんね』と地域の温度感も把握してくれていて、心強いです。それに彼女は私がいないときでも、おじいちゃん、おばあちゃん、子どもなど村の人たちの声を聞いてくれるんです。それらがここにいる大きな強みだと思います」と話します。

ユウちゃんは、看護師の免許こそありませんが、自らもコミュニティナース的な存在としてエバちゃんを支えているのです。

エバちゃんは、「私が『健康相談だ』と構えていると、何かの相談がないと行きづらい人が多いかもしれない」と考え、積極的にガソリンスタンドを訪れるお客に「どこに行かれていたんですか?」「こんにちは。あのあと筋肉痛にならへんかったですか?」などと声をかけ、地域の住民とコミュニケーションをとっています。給油の最中に建物へ入ってもらって話すこともあるそうです。気がかりな子どもがいる家庭の情報が入ってくることも。

「エバちゃん、いてるー？」

そんなふうに彼女を訪ねる人が出始め、求められるようになってきたことから、ユウちゃんが店頭に「エバラいます」という看板を出しました（笑）。

今では、近くで川釣りをした後に立ち話をしに寄る人や、ガソリンスタンドに寄ったついでに「最近鼻血が出る」と相談する人も。

ゼロから居場所をつくるより、地域にすでにある暮らしの動線を活用し、いる人と協力してつくっていったことがすばらしいと思いました。

エバちゃんはガソリンスタンドにいないときは、「私、車ないからスタンドまで行けへんねん」という人たちのもとへ足を運んでいます。

「訪問では、『足が痛い』と言うおばあさんであれば、状態を確認させてもらったり、『こんな運動が紹介されていますよ』と保健師さんからもらった情報を渡したり、話を聞いてほしい人であればお話を聞いたりしています」

そうエバちゃんは言います。

このような人たちは、村にとって「どういう生活をしているのかが見えづらい、気になっていた層」だったのだそう。

「私ができることは体の状態を観察してあげることで、治療ではありません。健康管理につながる血圧測定や全身状態の観察はするけれども、治療の部分を担うのは訪問看護師さんです。私は自治体と相談しながら、見守りの点で関わらせてもらい、そのなかで『病院行かなあかん』となれば声をかけ病院につなげ、介護保険を使ったほうがいいんじゃないかとなれば介護保険につなげます。そんな、つなぐための前段階として元気なうちから関わっています。また、定期的に活動報告書を書き、自治体や診療所と共有しています」

ある人がエバちゃんに、コミュニティナースのことを「医療の知識を持った民生委員さんだね」と話したそうです。

民生委員とは、地域で困りごとを抱えている人たちを見つけ、そこに赴き、地域で見守っていく役割の人です。それを医療の知識を持つ人がやると、より効果的になる部分があるのかもしれません。

実際にエバちゃんは、民生委員から「いてくれると心強い」と言われているそうです。

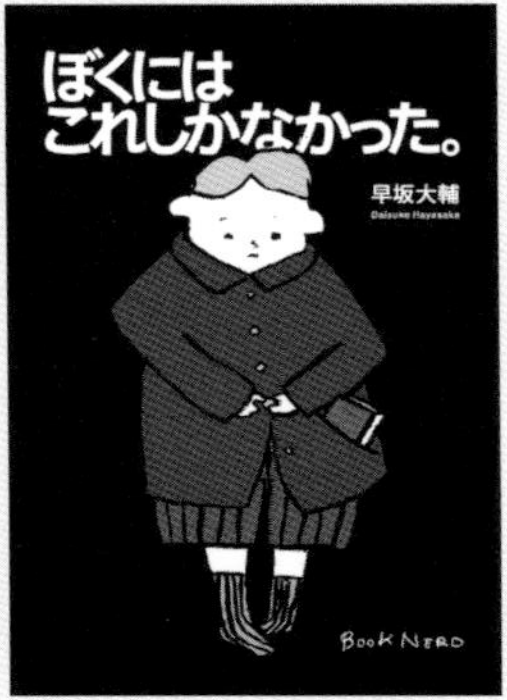

反響続々！3刷出来

ぼくには これしかなかった。

早坂大輔

定価1400円＋税
B6判 978-4-86324-151-0

**40歳を過ぎてから小さな本屋を開いた。
誰に笑われてもかまわなかった。**

岩手県盛岡市「BOOKNERD」店主が綴る、現在進行中の物語。サラリーマン生活からの離脱、起業の失敗、離婚…築き上げたものを何度も壊しながら、自己嫌悪と反省の先にたどり着いたのは「盛岡の地に本屋の明かりを灯したい」という思いだった。仕事とは、働くこととは、生きることとは何なのかを投げかける等身大のリアル・ストーリー。渾身のブックレビュー「ぼくの50冊」も所収。

オリジナル“読書”雑貨
オンラインストア限定で販売中！

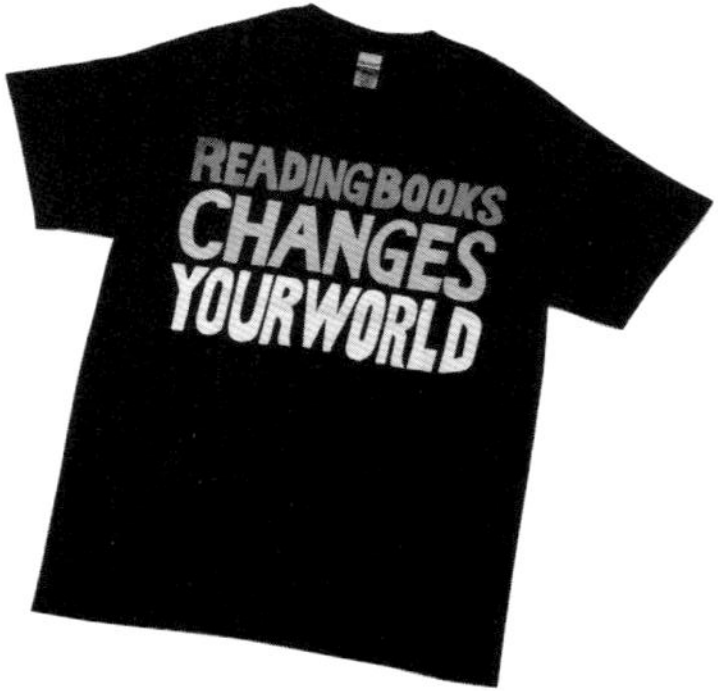

木楽舎のキャッチコピー「読んだら、世界が違って見える」を視覚的に表現したロゴやイラストを大胆にプリント。Tシャツ、トートバッグ、缶バッジなどのアイテムを数量限定で展開中。読書生活に彩りを添えます。

お求めは木楽舎オンラインストアまで
www.kirakusha.com

読んだら世界が違って見える。木楽舎の本は全国書店及びオンラインストアで発売中

発酵文化人類学
微生物から見た社会のカタチ

小倉ヒラク

四六判　定価１６００円＋税
978-4-86324-112-1

発酵とは、微生物が人間に役立つ働きをしてくれること。そして微生物のちからを使いこなすことで、人類は社会をつくってきた。「発酵デザイナー」が「文化人類学」の方法論を駆使して、ミクロの視点から社会のカタチを見つける旅へ出発！

動的平衡3
チャンスは準備された心にのみ降り立つ

福岡伸一

四六判　定価１５００円＋税
978-4-86324-115-2

生命とは何か？に挑む、累計25万部突破の理系エッセイ第3弾。動的平衡を組織論に応用すれば？科学者とねつ造、記憶は遺伝するのか、生命と芸術の局在論など、生命現象の核心を解く福岡生命理論はさらに拡張する！

こといづ

高木正勝

A5変型　定価１８００円＋税
978-4-86324-129-9

丹波篠山の小さな村で暮らす日々の驚きと発見、愛すべき村人たちとの交流、映画音楽ができるまでの苦悩と喜び、自然と人間の限りあるいのちについて…。音楽家・高木正勝による、この世界のすべてがいとおしくなるエッセイ集。

コミュニティナース
まちを元気にする〝おせっかい〟焼きの看護師

矢田明子

四六判　定価１５００円＋税
978-4-86324-134-3

見守りや巡回など、さまざまな活動を通じて地域の人たちのそばで関係性を深め、安心を届けることで、健康的なまちづくりに貢献するキーパーソン、それがコミュニティナース。世界が注目する、島根発・新しい地域ケアのあり方。

もしわたしが「株式会社流山市」の人事部長だったら

手塚純子

A5版　定価１５００円＋税
978-4-86324-150-3

育休中の女性や定年退職者など、日中まちにいる人たちが活躍できる場所や機会がつくれたら、このまちはもっとよくなるんじゃないか？流山市に移住した著者の小さな妄想が大きな渦を巻き起こす、まちづくり実録。

おべんとうの時間4

阿部 了 写真・阿部直美 文

A5判　定価１４００円＋税
978-4-86324-125-1

市井の人たちが照れながら見せてくれた手作りのお弁当。食べながら語られるのは、仕事のこと、家族のこと、こどもの頃のこと…。全日空機内誌『翼の王国』の人気No.1エッセイシリーズ、待望の最新刊。

木楽舎の本をお買い上げいただきありがとうございます。
お読みいただいた本の感想をぜひお寄せください。

木楽舎
KIRAKUSHA

エバちゃんは２０１８年６月、日課で立ち寄っている天理警察署の山添駐在所で「行方不明の人がいる」と聞き、村で行方不明になった男性を保護しました。住民の生活に寄り添って活動していた経験が、発見につながったのです。このとき、天理警察署長から感謝状が送られました。

エバちゃんは、どこに何があるかを可視化した「山添村資源マップ」をつくったり、山添村在住の30、40代の有志10人で立ち上げたまちづくり団体『つながりＬａｂ．』で「わんこそうめん大会」などを開催したりして、村の人たちが元気になる活動を続けています。

「病院に勤めていたときは、病院という空間から地域の人たちの暮らしを見ていて、彼らの暮らしの根っこにあるものまでは見えていませんでした。でも今は、役場の方たちやユウちゃんのおかげで、私のことを認識してくださる地域の人たちが増えています。暮らしの根っこをちゃんと見て、一緒に体験できていることを実感しています」

移住者だからこそ気づき、生み出すことができる部分もあるでしょう。エバちゃんはその目線を十分に生かし、活動しています。

その後山添村は、おもに村の西側で活動するエバちゃんと分担する形で、村の東側で活動する二人目のコミュニティナースを採用しました。「コミュニティナースプロジェクト」の第3期で、インターンシップを山添村で実施した際に村に来たことが縁で、決まりました。活動拠点は、なんと旧・保育園を改修してつくったブックカフェに。ガソリンスタンドに続いてユニークです！

植田課長は、コミュニティナースへの期待をこう話しています。

「家族に『病院へ行ったほうがいい』と言われていても腰が重かったけれど、コミュニティナースに言われて素直に病院へ行った人や、自分ではどうしたらいいか分からなかった症状をコミュニティナースに話して受診した人と、村内でいろいろなケースが出ています。これから医療福祉系の各所とより連携を深めていくなどの課題はまだありますが、住民が『身近にあんな子がいてるんや』と安心しながら暮らせる村を目指していきます」

先進的な奈良県のなかでもトップを走る、注目すべき村です。

村の保健師と何でも話せる関係になれた

山添村に続いて、奈良県ではほかの村でもコミュニティナースが導入されました。そのうちの一人が、東吉野村の土田ひとみさんです。

ひとみちゃんは看護師として公立病院に勤め、8年目のとき、「私はいったいどんな道を歩みたいのだろう。自分ならではの、たった一つの道を見つけたい！」と模索し、故郷の山形県から上京しました。

しかしその後、ひとみちゃんの父親に胃がんが見つかるのです。

「東京にいる私にできることはすべて行いましたが、父の病気はどんどん進行していきました。あるとき、闘病中の父が『娘の花嫁姿を見たい』とひそかに望んでいることを知ったんです。父の寿命はおそらくあと3ヶ月弱で、意識がはっきりしている時期はもっと短いだろうと主治医から言われていました。私は父が大好きでしたから、『なんとかして父の夢を叶えたい！』と思ったんです」

ひとみちゃんは関西に住むパートナーを連れて帰郷し、病院側の厚意で空けてもらった一室で、サプライズの病院ウエディングを行いました。これから二人で共に生きていく決意を、父親の目の前で誓うことができたのです。

当人たちはもちろんのこと、参加した病院のスタッフの涙をも誘ったそうです。

「その日、父が『生きててよかった』って言ったんですよ。その場にいる誰よりも死に近いところにいる人なんだけれども、誰よりも生命感にあふれていて、『あぁ、夢を叶えた人ってこんなにいい顔をするんだ……』と気づかされたんです。病院の看護師をして、末期がんの患者さんとも関わってきましたが、こんなに患者さんの背景や心の奥に寄り添った体験は初めてで、それまでのことを反省もしました。

病院ウエディングの約1ヶ月後、父は他界しました。私は、父が私に遺してくれたギフトだと思って、患者さんの『死ぬ前にこれを叶えたい』という気持ちを後押しする存在になろうと決めたんです」


そうは言っても、彼女はどのような形でそれを実現していくか、方法が見えていませんでした。

結婚後、夫の故郷である奈良県へ移住したひとみちゃんは、今後の活動について検討していた時期に、奈良県庁のフクちゃんと出会ったのでした。

「私、こういうことがしたいんです！」

「じゃあ、コミュニティナースと通じるものあるんちゃうん？」

「え、コミュニティナース!?　何ですか、それ……？」

ひとみちゃんは、こうしてコミュニティナースと出会い、「コミュニティナースプロジェクト」の第5期に参加してくれました。


2017年10月、地域おこし協力隊のコミュニティナースとして東吉野村へ入ったひとみちゃん。村の社会福祉協議会の高齢者向けのサロンや介護予防体操教室などに参加し、「どこにどのような人たちがいるか」の把握に努めながら、約3ヶ月かけて村内全域に自己紹介をして回り、村での効果的な立ち位置を探しました。

しかし、村の土地勘やネットワークを持たないまま活動していた心細さや、村の人たちにとって聞き慣れない「コミュニティナース」の活動範囲についてあいまいなままスタートしたことが、しだいに彼女を追いつめていきました。

「自治体や社会福祉協議会との連携がなかなか進まなかったのですが、ありがたいことに、村の保健師さんが話し合いの場をつくってくれました。『新しい保健師が入る前にみんなで一度話しましょう』と言ってくださったんです。保健師さん、当時私が所属していた住民福祉課と総務企画課の各担当者さん、私とで正直に話し合えたことで、活動しづらさを感じてモヤモヤしていた部分が晴れました」

コミュニティナースとしてひとみちゃんが配属された約半年後の出来事です。

日本の保健師は、自治体への報告書や資料づくりに追われていて、地域の住民のそばに「行きたくても行けない」状況であることがほとんどです。近くに、自由に楽しそうに活動するコミュニティナースがいれば、「チャンスだからうまく連携しよう！」と思う人もいれば、どう扱っていいか分からない人だっているかもしれません。

ひとみちゃんは「当時は自分のことだけで精一杯で、先に村でお仕事をしていた保健師さんの目線で考えられていなかった」と振り返ります。

「コミュニティナースの活動や成果について伝えるだけでなく、村のみなさんの立場からコミュニティナースがどう見えているのか、コミュニティナースがどう動いたら保健師さんがうれしく思うか、逆に何に困るか、想像することが必要だったと思います」

ひとみちゃんは、保健師に「コミュニティナースは地域おこし半分、健康づくり半分だと思ってもらえたほうが、気が楽です」と伝えたところ、意見が一致して打ち解けることができ、何でも話せるような関係性になれたと言います。それは彼女曰く、素直に思いをぶつけ合えた「涙の話し合い」だったとか。

今は村内のコミュニティスペース『かめや』を拠点に、健康相談やイベントの企画運営などをしています。

自らさまざまな工夫も始めました。日報のほかに月報もつくって、周囲への報告や自分の振り返りに活用するようになったのです。

「『コミュニティナースプロジェクト』で聞いた、コミュニティナースが関わったことで起こった変化・効果を四つのカテゴリに分類して月報を出しています。一つ目が地域住民個人の変化、二つ目が地域住民の関係性の変化、三つ目が地域住民を取り巻く関係者の変化、四つ目が地域を超えた他地域への影響・発展です。これをつくると『私、少し役に立てているかな』という自信にもなります」

病気があっても夢を叶えるお手伝いをする

ひとみちゃんは２０１９年春に独立し、病気があっても夢を叶える人を応援するため、固定の地域にとらわれないコミュニティナースの活動をすることになっています。

その原点となっているのは、やはり病院ウエディングでした。

「看護師である自分が病院ウエディングを経験し、病院のスタッフさんに業務以外のお願いをする大変さは痛感していました。だから、第3の機関が患者さんの希望を実現するお手伝いができたら、病院のスタッフにとっても負担を軽減できてメリットがあると思うんです。患者さんが希望にあふれて病気が治ればそれが一番いいんですけれども、最期まで自分らしく生きるお手伝いがしたいと思っています。

『コミュニティナースプロジェクト』で『コミュニティナースが100人いれば100通りのやりかたがあっていい』と聞いて、決められたんです。私らしくコミュニティナースを表現すればいいんだ！　って。また、同期生の仲間があるフォトグラファーの存在を教えてくれ、さらに道が開けました」

そのフォトグラファーとは、末期がんの花嫁との出会いがきっかけで「生きている瞬間を切り取る写真家になりたい」と活動を始めた、アライブ・フォトグラファーの石井誠人さん。ひとみちゃんは彼が立ち上げた『一般社団法人アライブグラフ』の理事にもなりました。

「今、病気と闘う18歳の女の子が自分らしく幸せに生きるためのサポートをしています。お母様から石井さんへ『病気と闘っている娘がバレエの発表会をするので撮影をお願いしたい』という依頼がきました。話を聞くと、中学3年で発病し『もう一度バレエがしたい』という気持ちでつらい治療を頑張ってきたそうです。しかし、目標としていた来年のバレエ発表会はむずかしいかもしれないと思ったとき、『今できることをしよう、一人だけでも発表会をしよう』と計画したといいます。これを聞き、私もサポートメンバーとして関わらせていただくことにしました。計画は思い通りにはいかず、女の子が弱気になったり体調が悪くなることもありましたが、ようやく一人だけの特別なバレエ発表会を実現することができました。発表会の後『夢が叶いました』とはにかむ彼女を見て、『私はこれをするために生まれてきたんだ！』と改めて感じました」

コミュニティナースとして実践を重ね、種が芽吹き始めたひとみちゃんは今、生き生きしています。

村の介護保険事業計画に関わり、福祉の本質が見えた

天川村には、奈良県で唯一の男性コミュニティナース、山ちゃんこと山端聡さんがいます。

彼は奈良県大和高田市出身。地元の施設で介護福祉士として4年働いた後、大阪市内の病院の救急医療部門の看護師として11年勤めた経歴の持ち主です。二つの資格を取得していて、賢く勉強家でもある彼。天川村内の神社で結婚式を挙げたご縁や、「地域の住民に寄り添った活動がしたい」と考えていたことから、2017年5月に天川村へ家族を連れて移住し、地域おこし協力隊のコミュニティナースになりました。

「僕は『コミュニティナースになりたい』というよりも地域活動の一つととらえて、『コミュニティナースプロジェクト』の第3期に参加しました。村では健康福祉課に所属して、社会福祉協議会や診療所、ケアマネジャーと幅広く関わって動きました。社会福祉協議会では訪問介護に看護師として関わり、診療所では診察の補助に入ったり、往診にも同行しました」

山ちゃんは活動のなかで、1ヶ月間限定で訪問看護ステーションから自宅に帰ったあ

る村民とのやりとりがとても印象深かったそう。

ある日、訪問看護ステーションから「カテーテル（排尿に使う細い管の医療器具）が詰まって尿が出ていない方がいるから対応してほしい」と連絡が入り、その村民の自宅へ駆けつけた山ちゃん。腹痛があると訴えられ、カテーテルの交換をすると、排尿とともに腹痛はなくなったようでした。

「末期のがん患者さんで精神疾患もある方だったので、内心、いつ手が飛んでこないかとか、急に暴れないかと心配しながら処置をしていました。処置後、ベッドに座ってもらい、僕は床でその方の状態をメモにとっていると、いきなり目の前に手が飛んできました。キターッと思い、思わず身をそらして患者さんを見ると、めちゃくちゃ笑いながらピースサインをしていたんです。あまりのギャップに驚いていると、何度もピースを繰り返してくれました」

山ちゃんは、まさかそんなことをされるとは想像していなかったので、うれしくて一緒に笑ったそうです。

後日、このエピソードをあるトークイベントで話したら、思わず突然涙があふれ、泣いてしまったと言います。

「病院や訪問看護師ならごく当たり前の出来事かもしれませんが、地域おこし協力隊というまったく違う立場と環境で、その当たり前のことができるようになったこと、地域で看護師として医療に従事する体験ができたことに感動したんだと思います。

地域で活動を始めて戸惑いがなかったわけではありません。病院では段階を踏んでマニュアルや参考になるものがあったけれど、地域では参考にできるものがない。ゼロから新しいことを始める経験は初めてで、むずかしかったです。今思えば、始めは周囲との調整をせずに、突っ走っていたところもありました」

そう振り返る山ちゃん。病院時代は一人で何でもやってしまうタイプで、それで仕事を回すことができていたといいます。「自分の考えかたを変えるのは大変だった」そうですが、素直にお願いし、協力を得る姿勢に変えたら、劇的に状況も変わっていきました。

「人間関係をよくするよう努め、包み隠さず何でも言うようになりました。村の人は新参者をかなり見ているので、委ねれば返ってきます。そこで自分の殻に閉じこもってしまうと、何もできません。病院で培った知識や経験を前面に出して地域で活動しようとするとうまくいかないので、僕の場合は『コミュニティナースです』ではなく『〇〇に住んでいる山端です』と自己紹介をして地域に入るようにしています。自分を認めてもらって、初めて人間関係ができますから。『実は、コミュニティナースっていうのもやっているみたいやで』と後から知られたほうがスムーズなんです」

彼は、市区町村ごとに介護保険の給付対象サービスや地域支援事業の見込み量などを定める「第7期介護保険事業計画」の策定にも関わりました。

「つくるためには、行政の予算や仕組みを把握しないといけませんでした。大変でしたが、これに関わって福祉の本質が見えやすくなったんです。自分のやりたいことだけでなく、わずらわしい計画や介護保険料、データの統計なども学んで着手すると、事業計画が展開しやすくなります」

実は、彼は3児の父。地域おこし協力隊の給料は家族5人を養っていくのに十分な金額ではないため、高齢福祉の現状を学び、村の人との信頼関係を構築し積極的に活動していたのです。

彼は、「新しい包括的支援事業」（生活支援、認知症、在宅医療・介護、地域ケア会議という4事業で構成される村の事業）から人件費を確保し、２０１８年6月から天川村の臨時職員として生活支援コーディネーターになりました。地域おこし協力隊のように

3年の任期がなくなり、給料は一般病院に勤務する看護師の基本月収ほどになったそうです。

「今は、曜日を固定して活動しています。例えば、週のうち2回は診療所に行って診療所や往診での看護にあたり、週に1回はデイサービスへ行って入浴支援や利用者の送迎などを。ほかの日は、地区のサロン活動や老人クラブにも参加しています。自治体や事業者さんからのご理解をいただき、村外にある訪問看護にも登録して、休日・夜間の天川村内限定で訪問看護もしています。村には訪問看護ステーションがないので、夜間や冬季は僕が対応したほうが早いからです」

こうして横断的に活動すると、いろいろな視点から一人の住民を看ることができるというメリットが生まれました。組織ごとの壁を超えて情報が得られやすくなり、山ちゃん自身が各所をつなぎやすくなっていると言います。

「僻地は、もともと人と人の関係性が深い特徴があります。でも深いからこそ、村人どうしだとやりにくい部分もあったようで、ヨソモノである僕に情報を提供してくれたこともありました」

天川村の高齢化率は47・6％（2018年9月現在）。彼は「村で医療や福祉を横断できる、マルチプレーヤーの専門職になりたい」という目標を持って活動しています。そのように動くことで、高齢者のニーズをより把握できるからです。

「全国的にそうだと思いますが、村は人材不足です。自治体職員の介護担当さんは、まったく違う業務も兼務しています。そういった現状もあり村が新しい事業にはなかなか手を出せない状況がある一方、僕は村民の情報を持っていますので、それを活用していくのが自分の役割だと思っています」

自治体に入り、計画を作成し、いくつもの組織にまたがって実行もする。そして、一つひとつの組織の取り組みのすき間にある「あったらいいな」と思うことを意志を持って進めていく。山ちゃんは自身の収入も確保しながら成果をあげていく、スーパーハイブリッドなコミュニティナースです。

現在奈良県では、４村に５人のコミュニティナースを配置しています（２０１８年12月現在）。

県では、自治体初のコミュニティナースを養成するプロジェクトとして独自に「奥大和コミュニティナース養成講座」を立ち上げ、養成や募集告知のサポートまで実施するようになりました。

そうした取り組みのみならず、役場とコミュニティナース希望者をつなげたり、コミュニティナースどうしをつなげたりして〝生きた〟事業展開を模索しています。

フクちゃんはこう話しています。

「奈良県がとくに頑張っているわけでもなく、頑張っている人は全国にいる。制度がないのやったら自分たちがつくっていけばいいと思って、市町村に展開しているだけ。誰かがやらな、始まらない」

奈良でのチャレンジが、日本を動かす日もそう遠くないかもしれません。

第 5 章

これが
コミュニティナースです!

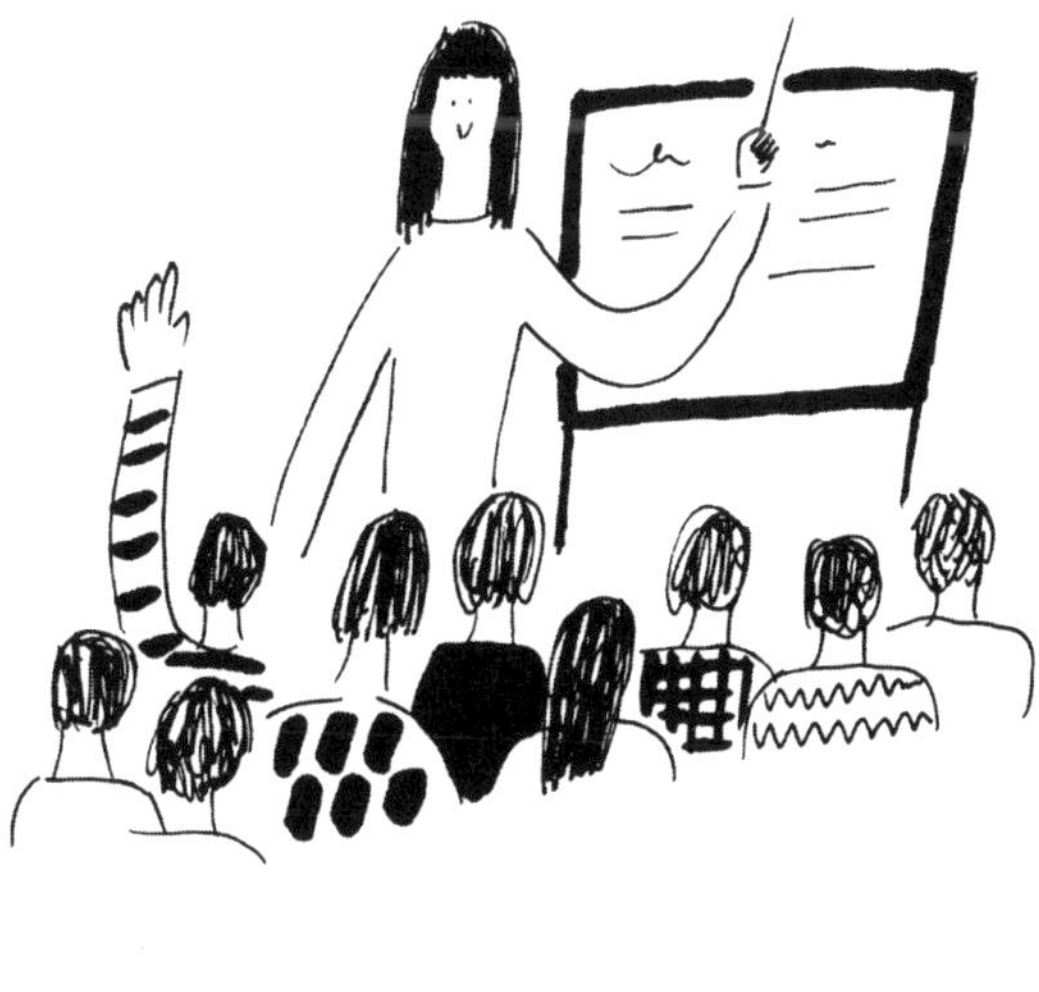

形にとらわれない、自分らしい活動を

本章では「コミュニティナースプロジェクト」で伝えていることを中心に、「コミュニティナースとは何か?」を整理して説明します。

コミュニティナースとは、資格制度ではありません。「じゃぁ、コミュニティナースとは何なの?」と思う人もいるかもしれませんね。現在は、こう話しています。

〈看護の専門性を活かしながら、制度にとらわれることなく、まちに出て自由で多様なケアを実践する医療人材。元気なうちから住民と知り合い、〝毎日の楽しい〟と〝心と身体の健康と安心〟を住民と一緒につくります〉

これはあくまでも「現在」の説明です。実験としてこのコンセプトを社会に実装させているので、これから更新されるかもしれません。

伝えていることのなかに大事なポイントが二つあります。それは、〝自由で多様〟と〝毎日の楽しい〟です。

〝自由で多様〟とは、少しでも元気で楽しい明日を迎えてもらうために、「自分がコミュ

ニティナースを表現するならこんな実践！」と思い思いに考えて実践することを表していいます。「自由で多様⁉　自分で考える⁉」と思う人がいるかもしれません。確かに簡単なことではありませんが、以下のようなやりかたで考えています。

まず、患者やまちの人を主語にするのではなく、自分を主語にして考えてみます。「コミュニティナースプロジェクト」では、「自分からふつふつと勝手に湧いてくる『情熱・関心』って何だろう。どんなことだろう」「何をしているときに夢中になるんだろう？」と受講生や修了生も一緒になって話し合い、発見していきます。看護師にとって、患者ではない自分のことを深く深く考える作業は、それだけでも新鮮です。

その後、「情熱・関心」が向く実践計画を立ててみます。そのなかで、「地域や社会で求められること」と重なる部分を見つけます。自分の「情熱・関心」だけで実践するのも悪くありませんが、「コミュニティナースプロジェクト」では受講生もまちの人も生きと、そして元気が広がっていくような実践を目指しています。

ですから、コミュニティナースの数だけ、関わる人や地域の数だけ、自由で多様な形が誕生するのです。

「コミュニティナースプロジェクト」では、事業や制度にできるだけとらわれないように何度も受講生に声をかけます。なぜなら、受講生から「制度でこうなっているからやったほうがいい」「事業でこうすべきとなっているのでやったほうがいい」といった発言が多く出てくるから。

そう、基本的に真面目な人が多く、つい求められることに考えが引っ張られるのです。決して悪いことではありませんが、「コミュニティナースプロジェクト」は制度を実行する人材を育てるプロジェクトではないので、自分自身の「情熱・関心」を存分に地域に開いて、コミュニティナース自身が生き生きとすることを大切にしています。

実践のスタイルは、週に5日ほど専従でコミュニティナースの活動を行う人や、週に2日ほどコミュニティナースをする人、ほかのコミュニティナースの実践をときどき手伝う人など、さまざま。お金を稼ぐスタイルの人もいれば、ボランティアの人もいる。実に自由で多様です。

次に〝毎日の楽しい〟について。人は、誰かと接点を持つときに「健康のために○○をしましょう!」と言われて、「よし、するぞ!」と思う人ばかりではありません。少なくとも私は「めんどくさいな」と思うでしょう（笑）。もっとカジュアルで思わず接点を持ちたくなるような楽しいことに心が動く人が多いと考えています。そうでなければ、これほど世の中に愉快な広告や娯楽は増えていないでしょう。

医療従事者のみなさんは「健康について日々考えているのが当たり前」という人たち。でも、私の父が仕事第一で自分の体のことは二の次だったように、一般の人たちはそうではない場合が少なくありません。だって、毎日の仕事、家族、趣味、そういったことで頭がいっぱいです。

だからこそ、例えば「健康のために〇〇を食べよう」より「おいしいから食べたい！」と人がつい考えるような機会を日常でつくるほうが自然です。「ちょっと外食に行こう」と軽いノリで出かけたらコミュニティナースと出会ってしまう、そんな形が理想です。

また、「何を解決する実践なのか？」という質問にはこう説明しています。「何かをすぐに解決するモデルではありません。これまでにはなかった日常をつくり出し、そこに存在し対応している、そのこと自体が価値です」と。

コミュニティナースは柔軟に対応していく〝対応モデル〟です。もちろん誰もが健康であればベストですが、それを強要するのも少し息苦しい。「よりよい明日を一緒につくろう」といった、曖昧だけど肩の力が抜けている広がりかたであることも特徴です。

暮らしの身近な存在

コミュニティナースの活動領域は「暮らしの身近な場所」としています。通常、看護師が働いているのは病院や診療所ですが、住民側にいるのがコミュニティナースです（左ページのイラスト参照）。

そこで日常的に出会うことができていれば、私の父のように病気が進行してから病院に行き、やっと看護師に会うようなケースも減ってくるのでは？　と考えています。コミュニティナースに求められるのは、「暮らしの身近な存在」として地域の健康に関係するつぶやきを拾い上げながら、信頼関係を築いて一緒に考え、行動することです。

私は大学に入ってから知ったのですが、実は日本の場合、看護師などの国家資格制度は、ありがたいことに法律でその名称と業の独占が定められることによって、専門家として守られているのです。

看護師の業務は、保健師助産師看護師法（保助看法）第5条により、「療養上の世話」と「診療の補助」に大別されています。さらに、前者は看護師が自分で考えて行える業務ですが、後者は医師の指示のもとで行うことがルールになっています。つまり、看護師は自ら勝手に医療行為はできません。

例えば、地域のおばあさんから「点滴をしてほしい」と医療行為を求められても、看護師が勝手にそれに応えることはできないのです。「コミュニティナースは、医療行為はできませんよ！」と周囲の理解を事前に得ることが大事です。

暮らしの身近な場所で活動するのがコミュニティナース

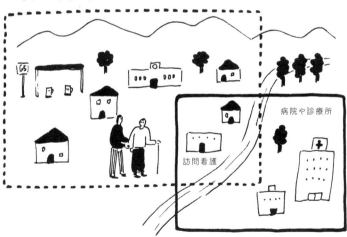

また、よく聞かれるのが「保健師との違い」。保健師は看護師と同じように国家資格で、保健師の名称を用いて、保健指導に従事することを業とする者です。ちょっと分かりにくい表現かもしれません。

具体的には、自治体の保健所や保健センターなどで、地域の住民の健康の保持・増進のためにさまざまな保健活動を行う人のこと。これでもちょっと分かりにくいですね。地域によっては一般の人たちには馴染みがないかもしれません。集団検診や定期的な家庭訪問などを通して、健康にまつわる相談や指導を行っています。

こう聞くと「コミュニティナースと似ている……?」と思う人がいることでしょう。

でも、それについてはこう伝えています。

保健師は、多くが病院、保健所、保健センターなどに所属して事業を担当しています。違いをあえて言うならば、「暮らしの身近な場所」で、事業や制度にとらわれない自由な活動を生み出しているのがコミュニティナースです。

実は、現在70代くらいの保健師が現役で活動していた時代、保健師はまさにコミュニティナースのような活動をしていました。保健婦駐在制度というものがあって、小地域単位で保健師が地区を担当し、子どもから高齢者まで広く関わっていた時代があったのです。なんて理想的！

しかし超高齢社会の到来で、膨らむ財政負担と効率化を見据えて、制度は縦割りになって整備され、保健師の数が減っていった自治体もあります。

暮らしに身近な場所で当たり前に存在する、そういった活動が十分にできなくなっているのが日本の現状です。自治体が悪いのでもなく、保健師が悪いのでもなく、社会の変化によって暮らしのすぐそばにすき間ができた――。そういった背景があります。

そしてハンディキャップのある人が日常生活をスムーズに営めるようサポートなどを行う社会福祉士や、生活や福祉全般に関するサポートを行う民生委員・児童委員など、いろいろな役割が手段として実行されてきました。現在そのすき間を埋める活動を柔軟に実行している地域もあります。

だから、必ずしもコミュニティナースがいたほうがいい！　と主張したいわけではありません。多忙や人材不足などの事情でできていないけれど、本当はまちで元気になってもらう取り組みをもっと広げたい！　と思っている人や地域があれば、親和性は高いと考えています。

〝みんなの実践の宝庫〟ができていく

「コミュニティナースプロジェクト」を受講しなくてもコミュニティナースになることはいつでもできます。でもできれば、〝実践の宝庫〟にぜひアクセスしてほしいなと考えています。

なぜなら、「コミュニティナースプロジェクト」は受講・修了して終わりの受動的な講座ではありません。修了生の多くはコミュニティナース活動を実践しているので、受講中や修了後も同期や修了生と連絡をとり合い、相談などをしながら実践を進めることができます。

教科書のない取り組みだからこそ、仲間との知恵の共有が支えになっていくのです。「コミュニティナースプロジェクト」は、みなさんが実践すればするほど、知見が交換される学びのプラットフォームにもなっています。誰か一人の経験だけが正解ではありませんし、地域や立場などによってさまざまなケースがあるので、多様な実践が集まれば集まるほど、自分らしいコミュニティナースのヒントと出会えると考えています。

「コミュニティナースプロジェクト」は期を重ねるたび、コミュニティナースを説明するより適切な言葉や、使えそうな考えかた、コツが見えてきています。よいケースを共有したり、ノウハウを伝えたり、〝みんなの実践の宝庫〟になっています。「コミュニティナースプロジェクト」は私たちの社会実験の入口です。

「コミュニティナースはこういうもの」と狭い範囲に限定するよりも、共有しながら実験を推し進めています。１００人いれば１００通りのコミュニティナースの方法論が広がっていて、とてもおもしろいです。

２０１８年11月、イベント「コミュニティナースフェス２０１８」を開催し、修了生やコミュニティナースのコンセプトを一緒に形にしている自治体、企業などの関係者が顔を合わせて直接コミュニケーションをとる機会をつくりました。

一人ひとりのコミュニティナースの表現を大切にして、チャレンジを応援し合ったり、困りごとを共有したり、さらにはコラボレーションが起きたり。これからもっと共感の輪を広げ、応援してくれる人に参画してもらい学び合っていけたらと考えています。

何かに行き詰まったとき、答えを教えてもらえる場所というよりは、自分が学びや気づきを得て成長するプラットフォームとして、これからも「コミュニティナースプロジェクト」という実験は続きます。

また、オンラインとオフラインを組み合わせた学びの場として「コミュニティナース研究所」が2019年から本格的にスタートしました。

コミュニティナースに関わるさまざまな人が、ふとした疑問やあったらいいなと思うアイデアを自由に書き込め、情報交換ができる学びのコミュニティです。

今後は誰もが読める無料ページと有料ページに分け、有益な情報を発信していく予定です。詳細は『Community Nurse Company』の公式サイト（http://community-nurse.jp）にアクセスしてください。

第 6 章

全国各地のコミュニティナース奮闘記

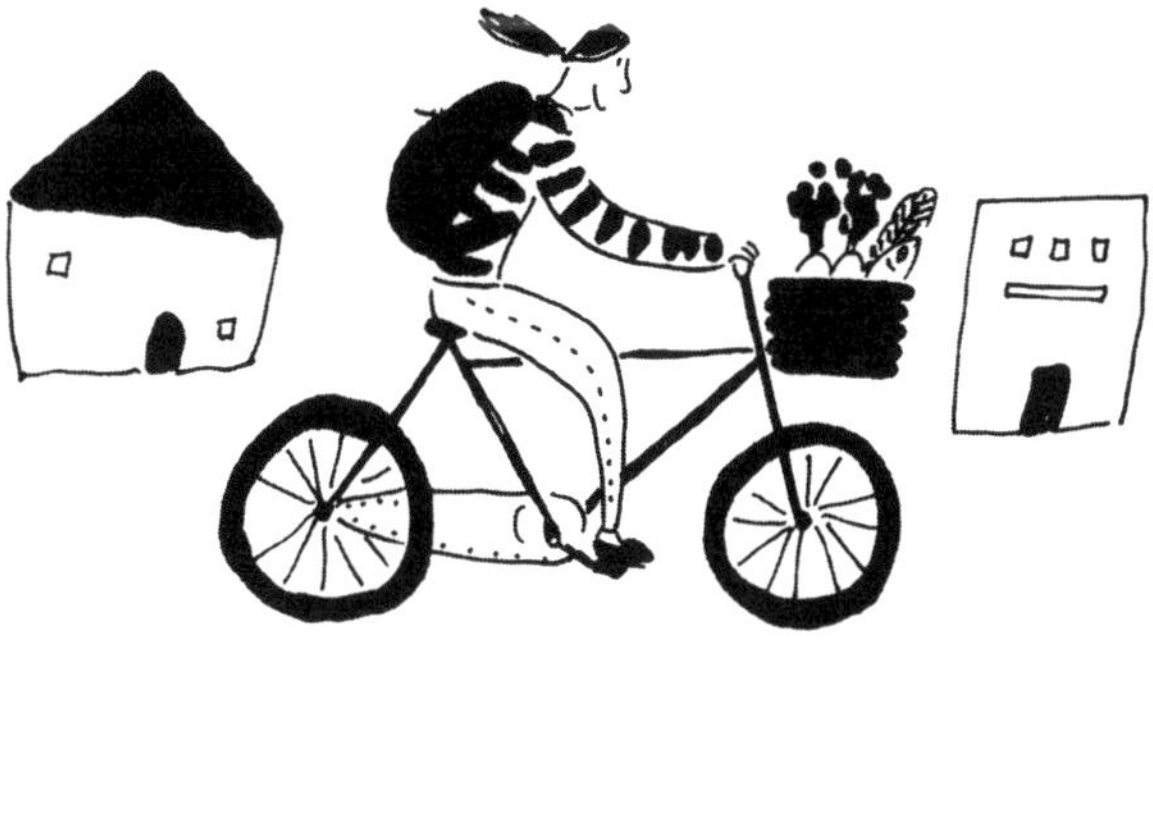

本章では、各地で活動中のコミュニティナースたちを紹介します。まったく異なる立場で動き、それぞれのまちづくりを実践している仲間がたくさんいます。

共通しているのは、その人が強く「やりたい」と思えていることや関心が続きそうなことと、そのまちからも必要とされていることの両方を重要視して活動している点です。多くの人が、悩んでいた時期を経て「〜すべきだ」という考えから解放され、個人に立ち戻り、自由に表現しています。

立場だけでなく、環境も接する人たちも、そして実践者であるコミュニティナースも違う人間ですから、活動内容は実にさまざまです。そうした多様性や自由度をぜひ感じてください。

看護師の「所属先」を広げちゃえ！ 地域食堂をオープンした小鹿千秋さん

開業のきっかけは、産休中に感じた孤独

トップバッターは、大阪府八尾市出身・在住で、地元で地域食堂『おかえり処 お結びころりん』を営む、バンビちゃんこと小鹿《こしか》千秋さん。結婚して子どももいる、一般的な女性です。

彼女を紹介したい理由は、私が人からよく聞かれるこんな質問にあります。

「コミュニティナースは、どこに所属しているんですか？」

これには「何かを始めるときには、所属先がないとやれないはずだ」という大前提があります。きっとそれは「給与をもらえるところ」という意味でもあるのでしょう。

私は実家が自営業をしている影響から、〝自ら所属先をつくる〟のが突飛なことだとは思っていませんでした。このイメージの幅は、とても重要です。例えば、「私は和菓子職人です」という人に「ご自身のお店を持っているんですか？」と聞くのは自然なのに、「看護師です」という人には「お店を持っているんですか？」とはまず聞きません。自分自身で所属先をつくっているとイメージされることがほとんどなく、「病院かどこかで働いているのですか？」と聞かれることが多いでしょう。看護活動を実現する際のイメージの幅がとても狭いのです。

でも、コミュニティナースのスタイルは、実に多様なパターンが考えられます。一例として紹介したいのが、バンビちゃんです。彼女は、看護師でありながらしなやかに道を切り開き、地域で飲食店をオープンさせたのです。

バンビちゃんは、学校を卒業後に大阪の大規模な病院へ就職し、看護師として働いていました。

「看護師をしながら感じていたのは、退院後に患者さんが感じる孤独でした。とくに、高齢者の方たちです。『退院しても一人暮らしやから家に一人でおることが多いわ』とか『外出しても行くとこないねん』という声を聞くことがあり、退院を待ち望む人ばかりではないと知りましたが、それに対しては何もできませんでした」

そんなとき、第一子の出産のため、産休を取得して自宅で過ごすようになったバンビちゃんを、初めての感情が襲います。

「心のどこかで『自分は大丈夫！』って思って産休に入ったんですけど、出産したとたん、赤ちゃんと一日中家にいて日中は誰ともしゃべらない日が続いて……。『え？　こういうことなんや……』って、人生で初めて孤独を感じました」

産休中に感じたこの孤独が退院後の患者の姿とも重なり、それが彼女の原点になったのです。それは看護師という肩書きを前面に出した自分ではなく、一個人に戻っていたときだったのでしょう。だからこそ彼女は、一個人でもできることに着目したのです。

「孤独って高齢者だけでなくて、いろいろな世代で誰もが陥るものなんだ……、私もしんどいけど、みんなしんどいちゃう？　と。患者さんたちも、そりゃぁ退院したくないよなと痛感して、それをきっかけに、赤ちゃんからおじいちゃん、おばあちゃんまで、みんなが気軽に寄れて孤独感から救われる、みんなの居場所があったらいいのにと考え始めたんです」

いろいろな世代の孤独に対して、自治体側が対策をしていないわけではありません。バンビちゃんは、子育て支援センターや地域の喫茶サロンなどを実際に利用しましたが、ふとこう思ったそうです。

「どれも縦割りやん！　と思ったんですよ。対象が年齢で区切られているでしょう？　いつでも開いていて誰が来てもＯＫという、時間と対象の制限がない場所とは何か、ハードルを極限まで下げた入りやすいところは何か……と考えていました」

２０１６年の夏、第二子の育休中のこと。八尾市が運営する創業スクールの存在を知ったバンビちゃんは、自分にできることを見つけるため、スクールに参加しました。

創業スクールの大きな目玉は、実際にビジネスプランを立案することでした。居場所づくりのビジネスプランをつくるため、彼女がまず興味を持ったのは、多世代が小規模施設で共に過ごす「地域共生ケア」の施設。

府内にある施設を見学しましたが、そこはデイサービスをベースに、住民の誰もがいつでも利用できる場でした。

「介護職ではない私がデイサービスをできるかと考えたら、当時の私にはむずかしいと感じました。初めは、居場所づくりにあたって自分の強みを生かしたくて看護職のことを考えたんですけど、医師の判断と指示のもとでないと、看護師は何もできない。『看護師って病院から離れたら何にもできへんねんやん』と壁にぶち当たって。私には何も強みがないかもしれない、看護師一人で何ができるんやろう……ととても悩みました」

看護師の私じゃなく、私個人でもできること

悩み抜いた彼女は、ようやく打開策を思いつきます。

それが飲食店だったのです。

「以前は病院の世界が私のすべてで、私自身が医療業界にこだわっていたんだと思います。でも、『そうか、飲食店やったら〝看護師〟としてじゃなく〝私〟一人でも立ち上げられる！』とあるとき気づいて、飲食店という拠点にみんなが集まれる仕組みをつくろう！　と決めました」

バンビちゃんは「みんなが集える昔ながらの〝お茶の間〟、家庭のご飯を食べられる食堂」というコンセプトに辿り着き、ビジネスプランをまとめて発表したところ、「第３回全国創業スクール選手権」でセミファイナリストの16名に選ばれました。

その直後の２０１７年３月、実家の１階にある元・駐車場スペースを改装し、ついに『おかえり処　お結びころりん』をオープン。この、ちょっとクスッと笑える親しみやすいネーミングも、彼女らしいセンスだと思います。「資金面では、母や、私の自宅を建ててもらった工務店さんの協力がなければ実現できませんでした」と言います。

店名の『おかえり処』には、ある思いをこめました。

「今の時代、近くに身内がいない方が多いですよね。血縁関係がなくても、第２のおばあちゃんの家のように、寛いでご飯を食べられる場所を目指しました。入店時には、初めての人でも常連さんでも『いらっしゃいませ』ではなく『おかえりなさい』と、お帰りのときは『いってらっしゃい』と声をかけるお店です」

オープン後、バンビちゃんは〝お茶の間〟らしく割烹着を着てお店に立ち続けました。

「看護師は病院で、一人の人に患者さんとして接します。看護師と患者として出会うので、その人がどういう生きかたをしてきて、日常生活をどう送ってきたのか話せませんし、多忙で時間に追われて話が聞けないのも相まって、なかなかその人の普段の生活を知れないいんですよ。でもお店にいると、『このおばあちゃんはこういう流れで毎日生活してるんや』とか『この人は午前中に買い物にいって、この時間に帰ってきて、今から帰って昼寝なんやな』と知ることができる。これは驚きでおもしろかったです」

地域の人々の反響は上々でしたが、運営がすぐに軌道に乗ったわけではなかったようです。

「飲食店の運営ってこんな大変やったんやな……と知りました（苦笑）。当たり前ですけど、接客のほかに仕込みや片付け、仕入れがあるし、食品のロスも出る。休みがない状況を目の当たりにしたんです。当初は一人でやろうとしていたんですが、育休が終わって職場に戻らないといけない時期になり、『これ、無理やな』ってなって。そこを一手に担ってくれたのが、母だったたんです」

〝はるばぁ〟こと母の清水晴美さんは、「じゃあ、お母さん仕事辞めて、やったげる！」と快諾してくれたそうです。

どうしてそんな男前な発言をしてくれたのか。そこには、はるばぁの夢もありました。

「私は嫁いできたのが酒屋で（バンビちゃんの祖父宅にあたる）、そこでいつか喫茶店をしたくて。みんなが来てしゃべるお店。そこに、娘がもっと大きな考えを持ち出してきた（笑）。でもそれは喫茶店のアイデアから飛躍した、もっと今風なやりかたで、悪いことは一つもないんでね。プラスになってもマイナスになることはないやろなっていう感じで、店主を引き受けました」

そう明るく言い放つはるばぁ。なんと酒屋の後に勤めていたのは介護職で、介護福祉士の資格を持っているそう。

こうしてはるばぁは、ボランティアの女性と二人でお店を切り盛りし、現場を回し始めました。酒屋や介護職をしていたために地域での顔が広く、ますますさまざまな年齢層が訪れるようになったそうです。

バンビちゃんは、同店の企画・広報担当に。今は２院目となる病院に正社員として勤め、子育てやお店があるため時短制で働いています。

「〃お茶の間〃がコンセプトなので、『そっか、私がするよりも母や地域の女性たちにやってもらったほうがみんな心地いいんだ』と腑に落ちましたね。お店で大切なのは人です。この広がりは、お店を日々回してくれている二人のおかげです」

同店では現在、はるばぁがつくる「うちごはん」（昼は450円）を中心に、お結び（80円）、駄菓子（10円〜）、ケーキセット（400円）など、ほっと一息つけるメニューを低価格で提供しています。

店内には、キッズスペースとオムツ交換台、車椅子でも入店可能な土間スペース、車椅子対応のトイレを完備。メニューの料理を一口大にしたり、細かくきざむサービスもしています。

「おむすびナースいます」という看板

「まちの人が孤独を感じないように立ち寄れる場をつくりたい」という思いを実現し、オープン時からお店での立ち位置が少し変わったバンビちゃん。開業して半年ぐらい経ったころ「看護師である以上、今まで私を育ててくれた地域の人たちにどこかで医療の知識で恩返しがしたいな」と思っていたといいます。

自分に何ができるか、ネットでいろいろな情報を調べていたとき、見つけたのがコミュニティナースでした。

「おもしろい！　看護師の可能性ってこんなにあるんや！　とびっくりしました」

２０１８年1～3月、「コミュニティナースプロジェクト」の第5期に通いました。

「通い始めて驚いたのは、まちでの看護に対して熱い人たちがこんなにいたんや！　ということでした。実はそれまでの勤務先では、業務に追われ、患者さんの個人的な話をじっくり聞くことまではとても手が回らないという看護師が多かったんです。みんな看護師になってだんだん疲れてくるのかな、と思っていました。私は看護師になって11年目ですが、２回産休を取ったからこそ、仕事へのモチベーションをまた上げることができたのかもしれません」

そう語るバンビちゃん。受講中の彼女は、とにかくニコニコして喜びに満ちていたのが印象的です。それまでは漠然とした不安を抱えていたけれど、食堂をつくりあげたこと、そこに看護師として存在していることの意義に触れ、自信を取り戻したのではないでしょうか。

フィールドワークで訪れた岡山県美作市上山では、「あんたらみたいな若いの見てると元気なるわ！」というおばあさんの声やみなさんの温かさが印象に残ったというバンビちゃん。でも、よく考えれば「自分のまちも同じだ」と思えたそうです。

「私のお店では常連のおばあちゃんやおばちゃんが集まって、人の顔見たら『元気か』とか、お店にいる子どもに駄菓子を買ったりしてくれるんです（笑）。この人たちがいつまでも元気でいられるように、『ここがあるから安心』と言ってもらえるような場所であったらいいなと、改めて思いましたね」


受講後、彼女が店頭に掲げたのは「おむすびナースいます」という小さな看板。

「『コミュニティナースプロジェクト』で、行きつけの食堂に医療知識のある人がいるというだけで一般の人にとっては印象が違うのだと学んで、住民さんたちの暮らしの動線のなかに医療職者が入っていいんだなと、ヒントをもらいました。ただ、コミュニティナースという片仮名の単語がおばあちゃんたちに伝わりづらかったので、ちょっとだけ変えさせてもらって（笑）、おむすびナースとさせてもらったんです」

親しみやすい名前に変えても、やっていることはコミュニティナース。「何でもいいから声をかけてくださいね。困っていることでも、吐き出したいことでもかまいません」と話しているそうです。

バンビちゃんは、「そういう何気ないところから、本当に困っていることがきっと出てくるはずだ」と考えています。

あるとき、常連さんのお箸の持ちかたが少し変だったため、それを訊ねたところ、こんなやりとりが生まれました。

「そういえばなんか手が動きにくいねん」

「リウマチかもしれないから、リウマチ科に行ったほうがいいよ」

常連さんはすぐに受診し、処方された内服薬を服用すると症状が改善したそうです。

「ましになったわ、リウマチやってんな。ありがとう！」

そう感謝されたと言います。

「病院に行くってハードルが高いですよね。リウマチは進行すると、治療が大変になってしまうことが大いにあります。病院で働いていて『もうちょっと早く（病院に）来れたんじゃないか』と思うケースをたくさん見ているので、早いタイミングで気づく人が身近にいることは大切だと思っていたんです。『病院に行くまでもないねんけどな～』とポロッと言いやすい相手として、気軽に相談にのれたらいいなって思っています」

バンビちゃんはそう話しています。

彼女がお店にいなくてもはるばぁが窓口になりバンビちゃんへつなぎ、認知症、高齢者の便秘、足腰の弱りなどについては、介護福祉士のはるばぁが対応できるため、親子でお客の気軽な健康相談に応じています。最強の組み合わせです。

また、バンビちゃんは、おむすびナースがいる特定の日にちや曜日をあえて設定していません。

「設定することで健康相談のハードルが上がったらいやだなと思って。いつでも聞けるし、私がいなかったとしても、母に『今度聞いといて』と言えるぐらいの軽さがいいかなと思っています」

今、お店には大人だけでなく子どもも訪れています。0歳児から小学生までの子どもたちはお店で遊んだり、宿題をしたり、塾に行く前に昼寝をしたりしています。

バンビちゃんは、餅つき大会、夏祭り、絵本の読み聞かせ、田植えを始め、お米イベントを企画・実施していて、お客どうしの交流も生まれているようです。
「うちはお客さんが主役のお店です。ここに来てくれる人たちからポロッと出たつぶやきから、『じゃあこんなんしようか』とイベントなどが始まっています。おむすびナース、つまりコミュニティナースの活動も、お客さんのつぶやきから発展していくのでしょう。決して孤独の人を全員救えるとは思っていませんが、地域の人たちの選択肢の一つになればいいなと思っています」

今後も地域の〝お茶の間〟のお姉さんとして、「ご縁を大切にし、心温まる場を提供したい」と話すバンビちゃん。

彼女の最終目標は、ホームホスピスをつくること。ホスピスとは、がんの末期患者などに心身の苦痛を緩和させる治療や命を閉じていくときのケアを行う施設で、病院より小規模で普通の家に近いのがホームホスピスです。なぜそこに着目したのでしょうか。
「病院で、白い壁に囲まれた非日常の空間で、死に対する恐怖と闘いながら亡くなられていく方を看てきました。死と向き合う時間がどれだけ苦しいかは、そのときになってみないと分からない、計り知れないものだと思います。それでも、誰かに『ありがとう』

を言いたいとか、その人が最期にしたいこと・遺したいことに関わりたいなと思ったんです。

あるホームホスピスのオーナーさんから『ホームホスピスであれば、ご飯をつくる音やテレビの音、会話など、ふつうの家にある要素がたくさんあって、いい意味で気が散るので、死と向き合う恐怖の時間が病院に比べて短いと思う』と聞きました。私は、そんな日常のなかで最期を迎えられるようなホームホスピスをつくり、コミュニティスペースも併設させたいんです。コミュニティナースとしてふだんから接する人がどうやって生きてきたかを知っていれば、その方がどうやって最期を迎えたいかまで、一緒に考えられると思うから。その方が亡くなられた後も、ご家族と関係が続けられるような場所になったらいいなと思っています」

『おむすびころりん』とホームホスピスをつなぐコミュニティナースの物語が聞ける日もそう遠くないかもしれません。

マイネットワークに〝チョイ乗せ〟するコミュニティナース活動をする北川理恵さん

〝病院の外〟に興味を抱く

次に、「私には子どもがいるから」「母や妻としての家事があるから」といったように、「こんな状況の私がやっていいの？」と悩む人に強くオススメしたい女性を紹介します。明るくワハハと笑う豪快さと包容力にあふれた母性を持った、キタリエちゃんこと北川理恵さんです。小学生の子どもを持つシングルマザーでもあります。

彼女も、起業した一人。現在、滋賀県長浜市で『アネラ訪問看護ステーション』を経営する『合同会社ａｎｅＬａ』の代表を務めています。さらに事業内容とは別の個人活動として、コミュニティナースをしています。

キタリエちゃんの転機は27歳。病院で看護師としてある患者と出会ったことがきっかけでした。

「医療処置が必要なご高齢のおじいさんでした。大変な時期を乗り越えられ一時的に安定し、そろそろ自宅へ帰ろうか、となっていました。おじいさんは病院まで車で1時間ほどかかる遠いところに住んでいて、帰宅するならば診療所の先生のサポートを得ながら、ご家族に介護をしてもらわないといけない状況でした。それでご家族には、事前に介護体験を受けに病院へ来てもらわないといけなかったのですが……、約束の時間になってもいらっしゃらない……。おじいさんの介護に積極的でなく、淡白な印象を受けましたね。心配もありましたが、その後退院され、なんとかご自宅に帰っていかれました」

ところが1ヶ月後、体調を崩して再入院したおじいさん。経過は良好で、数週間後に退院できることになりました。

退院時、キタリエちゃんはハッとさせられる光景を目撃します。おじいさんの義理の娘でしょうか、家族の女性がおじいさんをとても大事そうに抱え、車へ乗せて帰っていったのです。

「あれ、以前はこういうシーンは一切見られなかった。何が起きてこうなったんだろう？　と思いました。おじいさんを通じてご家族がまとまるようなことがあったのかな。家で過ごしたことがよかったんだろうか？　と」

そう思ったキタリエちゃんは、〝病院の外で何が起こっているのか〟に初めて興味を抱きました。「病院の向こう側に何かがある！」という予感がしたといいます。

キタリエちゃんは一大決心。周囲からは「なんで病院を出てくんや」と言われながらも、勤めていた病院を辞めて訪問看護師になったのです。まずＮＰＯ法人などの訪問看護ステーションで訪問看護師を経験しました。


２０１６年5月、キタリエちゃんは独立し、病院時代からの仲間と二人で『ａｎｅＬａ』を設立します。あわせて13年ほどの訪問看護の経験を積んでいましたが、医療業界ではそれだけで独立するのは珍しいこと。それでも彼女は、自分のなかに生まれてしまった違和感を見ないふりはできませんでした。

「組織のなかにいると、外で何が起きているのか、自由に見に行くのはむずかしい部分もありますよね。その違和感を口に出すこともできない状況だったので、自分でやらないとできない、立ち上げたほうが早い！　と感じました」

同年10月には『アネラ訪問看護ステーション』を開設したのです。

一方で同じ時期、彼女はこんなジレンマも抱えていました。

「訪問看護は介護保険や医療保険の制度の範疇で行う行為であり、そこに飛び込んできた要介護・支援の人、病気を持つ人だけを診ている。それ以外の人をそんなに診ていない。特定の人にだけ関わるのではなくて、病院の外で何が起きているのか、自分の関心の先を確かめるためには訪問看護の前のアプローチが必要じゃないかな」

彼女は、訪問看護でまちの人に出会えたとしても、対象者は介護保険制度や医療サービスについてほとんど知らず「何も分からないのでおまかせします」という人が多いことも気になっていました。「自分ごとなのに、自分で決められない人も多い。知らないと、自分が生きたい道を進めなくなってしまうのに。病気になる前には知る・考える機会がないってことなのかな」と感じていたそうです。

そんなときに知り合いを介してFacebookで知ったのが「コミュニティナースプロジェクト」の第1期だったのです。

「コミュニティナースって、何なんだろう？」

東京で開催される説明会に滋賀から出向くか、ぎりぎりまで悩んだそうです（笑）。それも仕方ありません。第1期で、私は情報発信をほとんど行えていませんでしたし、コミュニティナースというコンセプトを実践している人もほとんどいませんでした。

「これから会社の活動としてまちで何が起きているのかを知り、地域へのアプローチを実践していきたいけれど、どうしたらいいか分からない。それに起業はしたものの、まだ訪問看護ステーションの立ち上げ準備期間。つかめるものがあるなら行ってみよう」

そう決めてキタリエちゃんは説明会に来てくれました。

キタリエちゃんは「説明会で目からウロコだったのは、地域でコミュニティナースがどこに存在するかという図（１６３ページ参照）です。自分がこれまでしていた看護の領域がすごく小さくて衝撃的で、『もっと看護を必要としている人がいるんだ！』と驚きました。『コミュニティナースは、私が求めていたものだ』とも感じましたね」と言います。

説明会を聞いて受講を決めてくれたのです。受講中の彼女は、行動力だけでなく、新たに知るものを吸収していく柔軟性も持ち合わせているという印象でした。

コミュニティナースがお寺に！

「私は大阪府枚方市の出身です。中学2年生まで大阪にいて、3年生のときから長浜市へ引っ越しました。つまり、ヨソモノとして暮らしてきて、地域との関わりはあまりなかったんです。オン・オフとして、看護師の自分とプライベートの自分をきっちり分けて暮らしていました。『看護師であるところに頼られたくない、知られたくない』とまで思っていたんですよ」

受講時のキタリエちゃんはそう語っていました。

それが、講座で「コミュニティナースは職種じゃない、マインドなんだ」「地域の一員としての自分が大事」と聞いたことで、変わっていきました。

「受講前は『コミュニティナースだけで稼ぐのはむずかしいんだろうな。起業した以上は儲けないと』と思っていましたが、やりかたは人それぞれで、専門職であることを打ち出して実践する人もいれば、そうでない人もいる。私は地域の一員として役割を発揮し、関わっていけたらいいんだと思えました。地域の一員である私がたまたま看護師という職を持っていた、という感じです」

キタリエちゃんには、我が子を通じて地域のさまざまな人と会う機会がありました。以前はあまり意識しなかったそうですが、「このなかで看護師の私が発揮できる役割もある」と考えるようになり、「この人は〇〇さんで、△△さんとつながっているんだな」といった視点で、地域の人に興味を持つようになりました。「仕事以外で家の外に出たときに地域の人を知っているか・知らないかは大きい」と痛感したと言います。

受講後のキタリエちゃんの行動力は、目を見張るものがありました。彼女は、地域でコミュニティナース活動を始めます。

２０１６年、市内にある光覚寺の副住職を務める高校時代の同級生と、その知り合いの医師と、キタリエちゃんと会社を立ち上げた相方と４人で「人が集まることをしたいね」という話になり、お寺に地域の人を集めて交流会をすることになったのです。

ゼロからつくり上げて表現するというよりも、それまで培った活動やネットワークに〝チョイ乗せ〟することで表現するのが彼女のスタイルだといえます。これはあらゆる人が真似しやすい方法だと思います。

「本来、お寺って地域の人が集まるところ。コミュニティナースの実践をしてみたかったので、不定期開催で交流会を始めました」

お寺の名前のイメージから交流会の名称は「ぴかり」に。地域でぴかっと光る人たちを見つけていこうという目的で、これまでに5回実施しています（２０１８年12月現在）。お寺の門徒を中心に、毎回10～20人が参加しているそうです。

「とくに医療的な活動はせずに、その場で楽しいことをゆるくやっています。得意なことを発表してもらって『地域のなかにこんな人がいるよ』と伝え、つながりを生み出したり、みかんが好きな人どうしでみかんを一緒に食べる『みかん感謝祭』を開催したり(笑)。みかん一つでこんなに楽しくなれるんだ、仲良くなれるんだと思いましたね。みんなに好評だったのが、たこやき交流会でした。大人も子どもも世代を超えて共同作業ができて楽しかったです」

そうやって交流会を重ねるなかで、自分の変化に気づきました。

「オン・オフがなくなって、いい意味で境界があいまいになっていきました。コミュニティナースの肩書きを押し出すのでもなく、地域の誰かが健康や暮らしで困っているとき『それなら私を使ってください』と思うようになったんです」

キタリエちゃんは今後も自分のペースでコミュニティナース活動をし、関係性をつくりながら訪問看護について自然に知ってもらう機会も提供していこうと考えています。

看護師というより、一市民として自ら動く
社内にコミュニティナースの事業部を新設した小林朋子さん

解決したいのにできない、悶々とした日々

私は「コミュニティナースプロジェクト」では講師という立場なので、「受講生に答えを提供する先生」だと思われてしまうことがあるのですが、自分ではそうは思っていません。自分の経験や考えはシェアさせてもらっていますが、受講生や修了生のみなさんからインスパイアされることのほうがとても多いのです。

第2期の修了生であるトモちゃんこと小林朋子さんは、答えを私に聞くのではなく、真っ直ぐに「こんなコミュニティナースをやりたい！」と自分にとっての答えを社長に直訴した、頼もしい女性。彼女は看護師というよりも、一市民としての発想を活動の根幹にしています。ベースにあるのは「一人のママが感じることは、きっとほかのママも感じることだ」という考えです。

千葉県流山市に住むトモちゃんは、大学病院で3年、企業の診療所で5年働いた後、

今は『株式会社マザープラネット』でコミュニティナースの活動をしています。『マザープラネット』は、保育園の運営や、風邪や病気になった子どもの保育（病児保育）で知られる会社です。流山市の小規模認可保育所『オハナ☆ゆめキッズハウス』やそこに併設された病児保育室『キッズケア ブルーム』、柏市・柏の葉キャンパスエリアの子育てを総合的に支援するフロア「チコル」などを運営しています。全国でも病児保育を行う株式会社はほとんどなく、保育所に併設された病児保育室は珍しい存在です。

自らを「『これはおかしいな、こうすれば解決できるのに』と思うと、未解決のものに対して『なんでここを解決しないいんだ!?』とストレスを抱えるタイプ（笑）」だと話すトモちゃん。

「私は都内の病院で働いていました。病院って、病気になってから行く場所じゃないですか。私たち看護師は、よく『患者さんの背景をもう少し考えろ！』『この人がどうやって生きてきたのか、どういう生活習慣で暮らしてきたか、そういうところも考えなさい』と指導されていたんです。でも、考えるには限界がある（笑）。病院に来る前から地域で関われていたらもっとリアルに考えられるんじゃないかな？　と、働きながら感じていました」

医療体制への疑問と地域への不満を感じたことが、彼女のコミュニティナースの活動の出発点になりました。地域への不満とは、トモちゃんが茨城県出身で、流山市で生まれ育ったわけではないことや、県内の船橋市出身である夫と共に流山市へ引っ越したため、夫婦そろって周囲に友達がいる環境ではなかったことも影響しています。

「出産のために里帰りをして流山へ帰ってきたら、『私、地域に誰も知り合いがいないな……』と思って。看護の知識はあるものの、育児のささいなことで『この子の発達は正常なのかしら？』とすごく心配になったことが度々あったんですが、それを聞ける人が周囲にいなかったんです」

どこかに相談できるところがないか、解決できるところはないかと、市内中の支援センターなどに足を運びましたが、ほとんどが「子どものおもちゃがある、みんなが遊びに来るところ」であり、誰かが話を聞いてくれるところではなかったといいます。

結局、育児にまつわる疑問や不安は、同じくらいの月齢の子どもを育てる母親たちとの出会いで解決にいたりました。離乳食教室で知り合い、自分から「連絡先、交換してください！」と話しかけ、週に1回ほどのペースで会って「うちの子こうなんだけど」

「うちはこうやってるよ」「一緒なんだね」と話すうちに安心できたそうです。

人気のベッドタウンである流山市は、子どもが急速に増えたまちでもあります。トモちゃんのように市外から転入する人が多く、どんどん新しいマンションが建設され、小学校には子どもが入りきらなくなっているような状況だそうです。そうしたまちの状況も、子育て支援が間に合っていないとトモちゃんに感じさせる要因になっていたのでしょう。

「私や私以外のママたちが気軽に相談できる場所があって悩みが解決したらいいのに、という思いが残りました。同時に、自分の今までの子育て経験や看護師としての知識をこの地域で生かせるんじゃないかなと思い始めたんです」

お昼ご飯を親子で食べられる支援センターがないことにも気づきました。市内に十数カ所あるのに、食べられるのは数カ所のみで、しかも可能な日が限られていました。

「お昼ご飯を持参して行ける場所もあまりないんだな……。子どもを連れて行ったらあっという間にお昼になって、またバタバタと帰宅する……。こんなママたちの慌ただしさを解消する場づくりをするには、私はどうしたらいいんだろう?」

悶々とした日々が続きました。

「自分は看護師以外に仕事がないのか、何か違う能力がないのか、すごく悩みましたね」

理想の環境や仲間を求めた苦しい時期があったのだと思います。それでも彼女は地域でアンテナを張り、気になるところへ足を運び、それに出会うための努力を重ねました。

強力な〝相棒〟を得て新事業部をつくる

そんなころ、まちづくりに興味のあるトモちゃんの夫がＦａｃｅｂｏｏｋで見つけ、彼女に教えたのが「コミュニティナースプロジェクト」の第2期でした。「起業などで新しいことを始めるより、今までやってきた経験を生かしてさらに知恵をつけていったほうが、私にとってはいいな」と考えるようになっていた彼女は、２０１6年11月から第2期生になり、通い始めました。

「受けてみて、驚きました。看護師って、自分のことよりもほかの人のことを考えやすい習性があるんですよ。自分を犠牲にしてでも誰かを救うタイプが多いんです。自分で言うのもおかしいのですが、私にもそういう一面はあったと思います。でも、矢田さんから『自分自身がもっと幸せになっていいんだよ』と聞いて、衝撃を受けたんですね。『今までの病棟での仕事、つらい思いが多かった！　私たちも幸せになっていいんですか⁉』って（笑）。誰かのために、誰かのためにとやっていくと、自分の心のエネルギーがどんどんすり減っていくんですよね」

また、「コミュニティナースプロジェクト」の運営スタッフから「病院の外にも、仕事の仕方がもっといっぱいあるはず」と言われたときも、トモちゃんは「え⁉　あるの？」と衝撃を受けました。

「背中を押してもらったような気がして、『このまま突き進んでいけばいいんだ！』と思えました。必要だと思う仕組みを、自分たちでつくることも新鮮でしたね。今思えばそれまでの私は、与えられたものをその場でこなしていくだけでした」とトモちゃんは言います。

２０１７年3月、アンテナを張って動いていた縁から『株式会社マザープラネット』の代表取締役・藪本敦弘さんと知り合い、トモちゃんは同社へ入社します。

トモちゃん曰く、「藪本は新しいことや楽しいことを突き進めることが大好きな人」

で、「新しいことを始めようとすると後押しをして認めてくれる会社」なのだとか。

トモちゃんは、病児保育室での看護業務をメインにしながらも、あるとき、長年の思いを藪本さんにぶつけ、プレゼンテーションをしました。素直に、怖がらずに「やったことないけど、おもしろそう！」と進んでいけるのが彼女の魅力です。

「親子で気軽に参加できる、子育てサロンをつくりたいんです！」

それは、「かつて困っていた自分自身がもっと幸せになる」決意表明でもあったのかもしれません。

藪本さんは「業務の空いている時間にやるんだったら、いいよ」と返答してくれたそうです。さらに、こんな助言も。

「どういう人たちが来るか、その人たちはどういう背景を持っているのか仮説を立てて。どのような見込みがあり、どんな効果が得られるのかも、考えてみて。あとは、流山市の背景も考えろ！」

トモちゃんはそう言われ、楽しくなって「おぉ〜！」と興奮したそうです（笑）。

「一般企業だったら何か提案をするとき、資料を作成してプレゼンするのは当たり前だと思うんですけど、一般的な看護師はそんなの一切やったことないんですよ。だから、どれも新鮮な作業でした。病院を出てこの会社に入ってから、医療知識だけではやっていけないことを痛感しましたね。一番大事だと思ったことですか？　それは、『自分でこういうのをつくる！』という姿勢。指示を待つのではなくて、道なき道を自分で歩んでいく力って、本当に大事なのだと実感しました」

トモちゃんの自主性と何が何でもやり抜く人柄が感じられる発言です。

その年の7月、トモちゃんは持ち前の熱い精神力で、社内の看護師仲間と新たな事業部を立ち上げます。その名も、「クリエイティブナース事業部」。今までにない、看護師の多様な働きかたの実現を目指していく事業部です。実施する内容はこの二つ。

①地域に根ざした活動（コミュニティナース）

②ライフスタイルに合わせた働きかた（在宅ワーク、変形労働時間制など）

つまり、社内でコミュニティナースの部署を立ち上げてしまったのです！　事業部ごとに予算を会社からもらえるので、その範囲で自分たちの活動ができるようになりました。

ちなみに、トモちゃんたちが全国各地で行っている、病児保育にまつわる研修や説明会のコンサルティング料も収入源の一つです。藪本さんから「自分たちで稼ぐ方法を見つけなさい」と言われ、収益が出せるような活動も探り続けています。

実は立ち上げの数ヶ月前、トモちゃんは強力な〝相棒〟を得ていました。

なんと「コミュニティナースプロジェクト」で同期だった渡邊綾香さんを、この部署に引き入れたのです！　渡邊さんが都内の病院勤務を終えるタイミングだったため、声をかけたのだそう。

「『コミュニティナースプロジェクト』で同じ考えを持つ仲間に出会えたのはすごく大きいと思いますね。とくに仲良くなったのが渡邊さんでした。まさか、都内から流山市まで働きに来てくれるとは思いませんでしたけど（笑）」

子育てサロンが地域のママたちに大好評！

そうして二人のコミュニティナースが立ち上げたのが、子育て中の親たちが集まれる場、子育てサロン「Ｆｒａｔｔｏ（ふらっと）」です。参加費は無料で、親子でふらっと遊びに来たついでに看護師に相談できるスタイルの場。

開催は、毎週月曜の10時から13時まで。場所は『キッズケアブルーム』のほど近くにある立派な日本家屋です。もちろん念願を叶え、お昼ご飯の持参は可能にしました。

「初めは、『誰か来てくれるのかな』『絶対来ないよ』と、二人ですごくドキドキしていたんです。二人とも地元ではないから、知り合いが少ないですし。Facebookで直前に告知をしたら、初回は一組だけ親子が来てくださったんですね。そのお母さんがブログで褒めてくださり、周囲にもすすめてくれて、口コミで広がっていきました。ありがたいことに、本当に口コミだけなんです」

トモちゃんたちは、参加者との世間話のような会話からだんだんニーズや困りごとなどを引き出していきます。二人はとくに、5ヶ月未満の赤ちゃんを連れた初参加の女性には意識して声をかけました。

「その時期の子どもはあまり動かないので、子どもが自ら遊ぶわけではなく、どうしようかな……という雰囲気になりやすいんですよ。それに、初めてのところに大切なお子さんを連れて行くなんて、お母さんたちはより一層神経を使うと思うんです。でも、いろいろお話しすると『あ〜スッキリした！』『久しぶりに人としゃべった！』と、満足していただけるんです」

現在、多いときには20組以上がやって来ます。午前から来て、お昼ご飯の時間前に帰る人もいれば、お昼ごろに来てそこでお昼ご飯を食べて帰っていく人もいます。

「家で、子どもと1対1のご飯だと、食事がなかなか進まなくてイライラすることもあると思うんです。でもここに来れば、みんなと一緒にいろいろ話しながら食事ができます。私が『あったらいいのに』と思っていた場が実現できています」

参加者にアンケートを取ったところ「毎週1回行く場所ができて、すごく心が楽になった」「以前は、2ヶ月に1回しかやってない市の育児相談などに行っていたけど、そこに行く必要がなくなった」「ちょっとした育児の不安をここで解決できるようになった」「今は週1回だけど、もっと開催してほしい」などの声が集まりました。まさに母親たちにとって待望の場だったのです。

さらにトモちゃんたちを喜ばせたのは、母親たちの「無理しなくていいですから、長く続けてください！」という声でした。

「最近はお母さんたちどうしの交流が盛んになり、関係性ができてきました。これから私は少しでもつなげる役を目指したいなと思っています。人は宝、ですよね。地域には『あらっ、あなた、こんなところが得意なの！』という人がたくさんいるじゃないですか。そういう人たちを発掘してつなげていけば、よりよい住みやすいまちにできると思います」

トモちゃんのコミュニティナースとしての役割は、場づくりから人をつなぐことへと変化しています。

2020年4月には、市内に保育園と病児保育と支援センターが同じ建物に入った施設が建つ予定で、同社でこの複合施設を運営する方向で現在千葉県や流山市と協議を進めています（2018年11月現在）。

今までにない形として、切れ目のない支援「ネウボラ」（妊娠期から出産、子どもの就学前まで、母子とその家族を支援するため、自治体が運営する拠点や支援制度のこと）を目指しています。

「今、妊娠をしたら行くのは産婦人科で、産後には自治体の助産師が一度訪問に来るだけ。その後は自分で探して支援センターに行く……と、支援がブツブツに切れている感じがするんです。高齢者向けには包括支援センターという施設があるのに、子育て包括支援センターはほとんどないんですよ」

こう語るトモちゃん。実は彼女、『マザープラネット』には週2〜3回勤務し、残りの日は、民間の学童保育で週2回働いています。『マザープラネット』では就学前までの子どもたちの支援を、学童保育では小学校以降の子どもたちを預かり、切れ目なく子どもに関わることを経験しながら「総合的に子どもを看る人になりたい」と勉強中です。進化していく彼女の今後が、とても楽しみです。

ビジネススキルを使ってコミュニティナースを生み出す大都会・東京で活動する河田浩司さん

婚活よりも目を奪われた!?　島根のまちづくりとの出会い

コミュニティナースの活動は地方ばかりではありません。東京でも始まっています。これから紹介するのは、都内で最も早く動き出した人たちです。

きっかけをつくってくれたのは、「コミュニティナースプロジェクト」の第1期の修了生で、東京都出身のエミちゃんこと小原恵美さん。彼女は、東京都稲城市で地域包括支援センターの保健師、つまり自治体の保健師をしていました。看護師として病院に勤めていたことがありましたが「まちのなかで、長い目で人を見たい」と希望し、病院を辞めて地域包括支援センターに入ったのです。

エミちゃんはこう語ります

「センターでは、病院から退院する人の調整をする仕事をしていました。『何の調整?』と一般の人は思いますよね。退院時って、例えば『患者さんがお薬を何回飲めばいいのか理解できていない……。この状態で自宅に帰したら訪問看護師さんは困るだろうな』『じゃあどこまで折り合いをつければ自宅に帰せるのか』と思うことが少なからずあるんです。訪問看護師さんと話をしたりして、自分にできることを模索する日々でした」

また彼女は、住み慣れたまちで自分らしく生活することを目的に活動する高齢者団体を支援する仕事もしていました。その仕事では、高齢者が自分ごととしてまちの人と一緒になって活動する姿に元気をもらっていたそうです。

「看護師が人を元気にする機能と、長年人々が培ってきたまちの人たちを元気にする機能。それぞれの力を使った、まちがもっと元気になる仕組みができないかな。自治体の保健師以外にも、まちに看護師が必要なのでは」

そう考えながらも、突破口が見つからず、周囲にもそれを話せずにいました。

同じころ、エミちゃんの職場へプロボノとして足を運んでいたのが、河田浩司さんでした。プロボノとは、本業などの専門スキルや経験を生かしたボランティアのこと。河田さんは東日本大震災の後、シンガポール国立大学経営大学院でＭＢＡ（経営学の学位）を取得し、「スキルや身につけたものを社会に還元したい」と、２０１４年からプロボノをしてほしい人としたい人をマッチングする中間支援団体『ＮＰＯ法人サービスグラント』でプロボノを週に5時間ほど継続的に行っていました。

２０１５年には『サービスグラント』が東京都との共同事業で「東京ホームタウンプロジェクト」を立ち上げました。地域包括ケアシステム（市町村や都道府県が進める、住まい・医療・介護・予防・生活支援を一体的に提供する体制）を進めるため、若い力やビジネスマンのリソースを活用した仕組みが動き始め、稲城市の高齢者団体を支援することになり、河田さんはプロボノとしてエミちゃんの職場を度々訪ねていたのです。

あるときエミちゃんはプライベートで、友達から『公益財団法人ふるさと島根定住財団』が主催しているイベントに誘われ、軽い気持ちで参加し、島根を訪れました。そのとき、彼女は婚活よりも「住民を担い手として巻き込んでいる、まちづくりの展開の仕方がすごい！」と目を奪われたそう。

「本当に婚活そっちのけで（笑）、巻き込み力やチームづくりにびっくりしました。そこで見聞きしたことを勉強したいと思い、お話を聞かせていただいたんです。そのとき、たまたま『雲南市でコミュニティナースという活動をやっているよ』と聞いたのです」

そうしてエミちゃんは、「コミュニティナースプロジェクト」の第1期に申し込んでくれました。さすが、ご縁の国・島根です（笑）。

「講座で『まちにももっと看護師が必要だ』と聞いて、衝撃を受けました。自分が考えていたことと同じだったからです。人の健康や幸福を願うコミュニティナースの活動がすごくいいなと思って、プロジェクトの運営側のお手伝いもするようになりました」

同期でいい仲間ができ、「何かやりたいね」という話はしていたものの、多忙な看護師たちが集まって形にするのは至難の業でした。そのとき、ふと河田さんを思い出したのだとか。彼のプロボノチームは本業の合間に活動しうまく機能していたので、同じ手法を真似できないかと思い、河田さんに相談したのです。

「みんなでコミュニティナースの活動を始めたいのですが、どうやって進めたらいいですか。リーダーが必要ですか？　日程調整の仕方が悪いんですかね？」

ほとんどの看護師は決められたシフトで働いているので、自分たちで何かを立ち上げたり、業務を組み立てたりする経験をしていません。エミちゃんも同様でした。

「看護師って役割にすごく忠実に動いてしまう性質がある一方で、こういうときはどうしたらいいかまったく分からなかったんです。みんなの時間調整すらむずかしいという状態でした（苦笑）」

実は、本業では長くコンサルタントとして、新規事業の立ち上げや業務改革、営業力強化などのプロジェクトをしてきた河田さん。そういう相談はお手のものでした。

都市型のコミュニティナースのモデルづくりを目指して

河田さんは、訪問看護ステーションの設立支援・運営支援を行う『ホウカンＴＯＫＹＯビジネスサービス株式会社』の取締役だったのです。そのころ、ある訪問看護ステーションの立ち上げ準備をしていた河田さんは、コミュニティナースの話をエミちゃんから興味深く聞いてくれたようです。

「訪問看護は、ただ訪問すればいいだけの話ではなくて、地域とのつながりが大事だと考えています。僕は、地域づくりや地域貢献のモデルをつくりたいと思っていました。でも現状の訪問看護を見ていると、自分が頑張ることだけでなんとかしようとしている看護師さんが少なくないんですよね。そこにもっとビジネスの知見を入れてうまく回すようなサポート事業をやろうと考えていました」

さらに河田さんは、エミちゃんとの出会いによって「そこにコミュニティナースの考えかたを活用すれば、一緒によりよい地域貢献ができるのではないか。看護師の採用においてもそういう仲間が必要だ」と考えたのです。

「うちの会社でコミュニティナースをやってみない？　都市型のコミュニティナースのモデルづくりを一緒に考えよう」

仕事を辞めるのは容易ではありませんが、河田さんのこの誘いが、エミちゃんの心に響きました。

「決め手になったのは、河田さんの『一緒に考えよう』でした。地域をつくっていくうえでは、人を巻き込める能力とみんなでやっていこうとする姿勢が必要だと思うので、そう言ってくれる人と仕事がしたいなと」

彼女は考えた末、決断しました。

「コミュニティナースがやりたい。転職しよう！」

２０１8年1月、エミちゃんは『ホウカンＴＯＫＹＯビジネスサービス』に入社します。河田さんは「『やって』と言うだけだと怒られるかなと思って（笑）、『一緒に考えよう』と話したんですよね」と言いながらも、彼女を迎え入れてくれました。

エミちゃんの入社後、エミちゃんと河田さんたちは雲南市を訪ね『おっちラボ』に視察に来てくれました。そのときに、私のチャレンジに共感してくれた河田さんはこう話しました。

「看護師さんって、自分を顧みずに使命感を優先させる人だと認識していましたが、今の社会の仕組みで生かしきれているのか、疑問に感じていたんです。存分に生かすのは自分たち、ビジネス側の人なんじゃないかと考えていました。ビジネススキルを使って看護師さんを応援する仕組みをつくりあげられたら、コミュニティナースをより生み出していけます」

彼の登場とこの話は、私にとって「おぉー、ついにきたー!」という瞬間でした。それまでの視察はコミュニティナース志望の人たちや医療関係の人が多かったのですが、彼は現場に入るのではなく「これをビジネスとして形にしたい」という立場。実は私は、そんな人を待ち望んでいたのです。

なぜならビジネスマンは制度と関係なく、食べものや商品、サービスなど、暮らしの動線に接点を持つものをたくさん生み出しているから。人が病気になる前のふつうの暮らしをビジネスで支えている人だからこそ、コミュニティナースを融合する仕組みに着手してくれたら、きっといい形になるだろうなと期待したのです。

しかし、エミちゃんが最初に配属された訪問看護ステーションでは、コミュニティナースについて深く理解している人が現場にあまりいなかったので、よくない影響を及ぼしてしまったそうです。

訪問看護ステーションの運営そのものは別会社が行っていて、『ホウカンTOKYOビジネスサービス』は訪問看護ステーションが効率的に運営できるよう、事務に特化した業務サポートや採用の支援、システムの提供をしている会社であるという、ちょっと複雑な構造も起因していたようです。

「立ち上げ期であることに甘えて採用プロセスを飛び越えてしまった部分がありました。私がそれぞれに対して事前にきっちり説明できていなかったことが一番大きいと思っています」

河田さんはそんな反省を生かし、別の訪問看護ステーション『ホウカンＴＯＫＹＯ練馬』を立ち上げるための支援スタッフにエミちゃんを起用しました。

エミちゃんは次のように話しています。

「地域の資源として、例えばどこにケアマネジャー（介護支援専門員）や地域包括支援センターがあるのかを一通り調べ、現地で人間関係をつくりました。スタッフの採用では、コミュニティナースの考えかたに共感してくれる看護師を採用できるよう、会社の思いをしっかり伝えました。私はバックヤードで動いてサポートすることも好きなので、楽しめています。看護師のなかには、〝自分がやりたい・実現してみたい看護〟をあきらめている人がたくさんいます。可能性を伸ばし、彼らが笑顔に、幸せになるよう応援する仕事がしたいんです」

準備期間を経て、『ホウカンＴＯＫＹＯ練馬』は同年12月にオープンしました。エミちゃんは現在も現場のサポート業務に励んでいます。

都市型のコミュニティナースについて、エミちゃんは今どう考えているのでしょう？

「地方だと、ある程度は顔の見える関係性があり、横のつながりがありますよね。私は東京生まれですが、東京ではほとんどの人が〝隣3軒が分からない状態〟です。そこをどうつなぐかが試されるところだと思います。テーマ型のコミュニティをつくるのか、東京であっても地縁型のコミュニティをつくるのか……。今後も模索していきたいと思っています」

東京にコミュニティナースの仕組みを構築すべく、奮闘している二人。河田さんは現在、東京医科歯科大学大学院に在学し、医療政策や病院経営について学んでいます。コミュニティナースの定義についてはこう考えているそうです。

「大学院で医療制度の課題を考えたり、今後のあるべき姿をイメージしたりして、ますますコミュニティナースの必要性を感じています。コミュニティナースって、肩書きやスキルのことでもなければ、決まった活動内容もない。僕は、人間が本来持っている性質というか、在りかた、だと思うんです。コミュニティナース的なコンピテンシー（優秀な成果を出す行動特性）を持っている人は、『これをどう変えたらうまくまわるか』と、既存の考えかたありきではなく前提を疑って変えていこうとする。そういう心の持ちようや性質のことをコミュニティナースと呼ぶのだと、僕は感じています」

医療とはそれまで関係のなかったビジネス業界の人たちによって、コミュニティナースの社会での位置づけや概念が更新されていく――。河田さんとの出会いは、私にそんなことを教えてくれました。

東京に、食を通じて人がつながる拠点を『ＪＲ東日本』の一木典子さんの、まちの未来予想図

駅を支える人がコミュニティナースの在りかたを身につける

あるとき、「コミュニティナースプロジェクト」で講師を務める、コミュニティづくりの専門家・友廣裕一さんが私にこう言いました。

「アキちゃんと絶対に気が合う人がいるから紹介したい。会えば分かるから」

こうして紹介され、出会ったのが『東日本旅客鉄道株式会社（以下、JR東日本）』の事業創造本部に勤める一木典子さんです。彼女は2010年から7年にわたって、『JR東日本』の東北信越エリアの事業再編や地域活性化に関わっていました。

一木さんは次のように話します。

「私は仕事の傍ら、異業種交流会の勉強会にも参加させていただいていて、さまざまな方のお話を伺う機会があります。あるとき、高齢者医療を専門とする医師から『超高齢社会に向かっている日本で、介護される側・する側が共倒れにならない社会をつくるには、互助しかない』との胸の奥から発せられる叫びのような言葉を聞き、大きな衝撃を受けました。都市の生活は人間関係が希薄だと思われがちですが、状況をよりよくできるのは互助なのだ……、そのためにできることをしていきたいと考えるようになったのです。また、セラピストをしている友人から『人は、宝くじにあたるような大きな喜びよりも、挨拶とか、毎日誰かと丁寧なコミュニケーションをとる小さな幸せのほうが心の支えになる』と聞いて、日常生活の動線や地域内での声かけの価値を感じていました。身近な声かけを広めたいし、そういう社会のほうがいいなと個人的に確信していたんです」

彼女のそんな意識を聞いて、私が亡き父の話をしたら、一木さんは四六時中そばにいることができないけれども大切な両親への思いを話してくれ、なんと大企業のミーティングテーブルで泣いてしまったのです。

（この人、マジいい人！　私もそんなふうにお父さんのこと、思っとった。『ＪＲ東日本』さんが何をやってる会社かよく分からないけど、こういう人がいるなら一緒にやりたい！）

そう思った私は思わず「一緒にやりましょう！」と言いました。一木さんのキャリアや肩書きは関係なく、一人の女性として信頼できました。

「コミュニティナースは、人と人をつなぎ、関係性をつくり、心の豊かさにも影響していくので、これから社会のいろいろなところで必要になるでしょう。人と人をつなぐときに、コミュニティナースのような案配があるかどうかで、根っこの居心地のよさが変わると思うんです」

一木さんは今、『コミュニティナースプロジェクト』の講座を関心のある社員とともに見学するなどして、コミュニティナースのことを社内で広めようとしてくれています。

「個人的には、日常生活の動線にある駅やエキナカで働く人の研修などでコミュニティナースが実施しているようなフィールドワークを実践して、気配りや声かけに慣れてもらうのが理想的だと感じています。将来的には、人手が少なくなって駅に人が常駐できなくなるような地方の駅で、地域の人の力で駅を見守り、コミュニティナース的な関わりを広げるのもいいかもしれません」

『JR東日本』は、暮らしをより安心・安全に、心豊かにすることを大事にして発展してきた会社です。今は、変化する社会に合わせた次のステージへ進むための、あるプロジェクトが始まっています。

それが今、一木さんが携わっている、2017年4月に発足した『JR東日本』の社内チーム「山手線プロジェクト」。山手線沿線に「住みたい」「働きたい」「訪れたい」と憧れや愛着を持ってもらえるように、山手線を起点に個性的で心豊かな都市生活空間を創造していく沿線ブランディングのプロジェクトです。

その一環で、将来駅という空間がどのようにあったらいいかについて、『JR東日本』と東京工業大学と共同研究をしたところ、発表会で学生から「まちの人が集えるようなコミュニケーションハブになったらいい」という提案がありました。その発表会には私も参加させていただき、コミュニティナースの話をしました。

一木さんによると、その後社内で「病院ではなく地域で、コミュニティナースのように人をつなぐことが、健康寿命の延伸に効果があることを知れた」「駅やエキナカで働く人がコミュニティナースの在りかたを身につけていれば、駅が『住民がちょっと顔を出すところ』になるかもしれない」といった反響があったそうです。


また、同じく「山手線プロジェクト」の一環で、２０２０年夏に、ＪＲ新大久保駅に隣接したビルにシェアダイニングとコワーキングスペースを備えた交流拠点をオープンさせます。

拠点のテーマは「食」を通じて「人がつながる」「異文化との出会いや発見がある」。みんなと食事をとることで、人とつながり、発見し、健康にもなっていく場所を目指します。コワーキングスペースには、食・健康・医療に関わるベンチャーなどの多様なプレイヤーが集うことを想定し、即興的に調理や実験ができる環境を整備します。

一木さんは、「そこにコミュニティマネージャーとしてコミュニティナースにも入ってもらえたらいいな」と希望しています。

「健康、健康と強く言わなくても、日常生活の動線・日常会話のなかで自然にそちらに導いていくようなコミュニティナースがいたら、すごくいいと思うんですよね」

私も、『JR東日本』の今後に期待しています。

「やっと実現できて幸せ」と話す、ベテラン看護師 病院に部署を新設した髙田弘美さん

「看護師が地域で活動をする表現方法がないのかな?」

20、30年看護師をしている人からよく聞かれるのが、「こんな歳でもコミュニティナースができますか?」。長いキャリアを持っているのに「今からでも大丈夫なのか」と不安を感じている人は少なくないようです。

そんな人にオススメしたいのが、愛媛県にある『久万高原町立病院』のベテラン看護師・髙田弘美さんです。

なぜオススメしたいかといえば、髙田さんも以前は「こんな歳だから」と話していた

からです。しかも、民間の病院と比べればちょっとおカタい町立病院に勤め、病棟で病棟主任看護師をしていました。

でも、彼女には熱い思いがありました。それをエネルギー源にして、ついに院内にコミュニティナースの活動ができる部署を新設したのです。

髙田さんはこう振り返ります。

「看護師になって24年になりますが、病院のなかだけで働いていて長年悶々としていたんです。20代のときから、看護師には当たり前のことが一般の人には当たり前ではなくて、医療の専門的な知識を地域の人も知ることができたら役に立つし、病気の早期発見につなげられるのに、と思っていました」

数年前、訪問看護の配属だったとき、自宅で生活する患者の生き生きとした姿を初めて見た瞬間、髙田さんの心はさらに揺さぶられました。

「自宅にいる安心感や自信にあふれ、病院にいるときとはまったく違う力強さを感じて『これが本来の、地域で生活している人なんだ……』と。通常看護師の仕事は治療の手伝いや医師の手伝いで、治療が進んで患者さんが快復したら退院しないといけません。

病院のなかの看護師の仕事がいやなわけではないんですよ。元気になってしまうと帰ってしまうから、さみしいと思っていたんです。『またね』と言える関係性の長くゆっくり付き合えるところへいきたいと思っていました。

だから私は生活の場のほうにもっと関わり、人が病気になる手前で関われたらいいなと考えたんです。自分で病気を予防できる手段や自己管理できるようなアイデアを情報提供できれば、ずっと自宅にいられるじゃないですか。でも『私のフィールドは外だ！看護師が地域で活動をする表現方法がないのかな？』と思いながらも、どう形にしていったらいいのか分からず、悶々としていました」

訪問看護の後、病棟の配属になっても、髙田さんは「入院したときから自宅に帰って療養する可能性をみて、私たちは関わらないといけない」と周囲に話していたそうです。

「黙って我慢できないタチなので、話してしまっていました（笑）。そのおかげなのか、周囲は『髙田は病院にとどまらない人』という認識を持ってくれていたようです」と髙田さん。院外に出る下準備は以前からできていたようです。

2017年春、同院の大政公昭《おおまさきみあき》係長が調査のなかでコミュニティナースを知り、髙田さんに教えたことが転機になりました。

大政さんは「病院にはできることがもっとある。診療を超えて、まちの人を元気にしていく何かがあるはずだ。雲南市や矢田さんの取り組みにヒントがあるかもしれない」と、まず一人で雲南を訪ねてきました。

そしてその夏、髙田さんと再訪してくれたのです。髙田さんはコミュニティナースの話を聞いて、目を輝かせました。

「これは私がやってみたかったこと、そのものです！　私もこれ、やります！」

そんな髙田さんを見て、大政さんはうれしそうにしていました。私ももちろん、うれしくて大歓迎！

（ベテランの看護師さんがやってくれたら、若い子たちが安心して「やっていいんだ」と思えるだろうなぁ）

そう思いました。

髙田さんは、その後すぐに「コミュニティナースプロジェクト」の第４期を受け、修了後、病院に掛け合います。

「私自身は『やりたい、やりたい！』の一点張りで（笑）、熱い思いを伝えていきました。地域医療を考えるきっかけになってほしいと思い『病院はそもそも地域の人のためにあるものですよね』などと話しました」

悶々としていたころは理解が得られにくかった部分がありましたが、受講して説明できる言葉を得たことなども功を奏し、自治体の協力も得られたおかげで周囲が変化していったそうです。

「当院は町立病院です。コミュニティナースのことを教えてくれた大政係長は、町役場から病院の事務局に出向して経営に携わっています。このことでまちからも理解が得られ、いい方向へ進み、自治体の許可をいただくことができて、コミュニティナースの活動ができる部署をつくれました。また、看護部長が地域貢献に関心が高く、私の感覚に共感して『外に出ていいよ』と後押しをしてくださいました。ありがたいことに、周囲に恵まれましたね」

そう振り返る髙田さん。2018年4月、院内にあるおもに退院支援をする地域連携室「在宅支援センター」という部署に異動しました。ここのリーダー兼看護師として、ソーシャルワーカーとともに働きながら、コミュニティナースの活動をすることになりました。彼女は正規職員なので、任期や異動予定もありません。

「退院支援とコミュニティナースの活動の割合は、時期にもよりますが、6対4か5対5くらいでしょうか。コミュニティナースの活動は、町内の各地域に地域運営協議会があって、住民が自主的に定期的なサロン活動をしているので、時間の許す限りそこに参加しています。また、デイサービス、認知症カフェにも参加していますし、院内での交流会『ゆめカフェ』も開催しています。この仕事を楽しませていただいていますね」

長年の思いを叶えた今、やりがいと幸せを感じる

積極的で明るい高田さんですが、初めはサロンに参加するのに「ドキドキした」そうです。地域運営協議会の理事になっていたにもかかわらず、理事以外の人からどんな反応がくるか、心配していたのだとか。

反応は上々で、「看護師さんが病院からきてくれたよ。コミュニティナースというんだよ」と紹介され、地域のみなさんは喜んでくれたそうです。

「安心しましたし、同時に『住民のみなさんは必要としてくれている』とも感じました。地域の人から、『どんなふうになったら病院へ行ったらいいの？』などと体のことを

質問されたんです。医療行為はしませんが、アドバイスをすることはできます。こういうやりとりがあれば、情報を病院に持ち帰り『あの地域にこういう人がいるよ』と担当の保健師につなぐこともできます」

また、地域に自宅へひきこもりがちの高齢女性がいて、「様子を見に行きたいけれど、どんな感じなのか」と地域包括支援センターの人が悩んでいたため、一緒に訪問したこともあったそうです。

「私は契約行為がなくても自由に動ける立場なので、治療のサポートを行う訪問看護に出かけるほどではない、曖昧なケースなどでお役に立てるのではと思っています。身近な存在として『こんにちは』と訪ねていくような。こういう働きかたもできるんだ、と可能性を感じました。うれしかったですね。地域には『私を使ってください。気になるかたがいればご一緒します』と広報しています」と髙田さん。

心強い応援団である大政さんは「公立の病院だからこそ、地域の人に公平に貢献していく」という使命感を持っているので、実現に向けて存分に動けるコミュニティナースの存在が公立病院側のメリットと言えるでしょう。

髙田さんは次のように考えています。

「『久万高原町立病院』は自治体の病院で、地域の基幹病院でもあります。『検査を受けてみたいけど、どうしようかな』と悩んでいる人に『来てみますか?』と話したり、ふだんから関わって病院の存在を意識してもらったりして、情報提供などができれば、適切な受診につながります。将来的にはファンになってもらえて、患者さんの増加にもつながるのではないでしょうか。

でも気をつけているのは、『ぜひぜひうちに来て』と強く言わないことです。根拠のない持論も言わないようにしています。町立病院だから送迎サービスがあるという案内や、『こういう検査ができる』といった診療所ができないサービスの情報提供はしていますが、選択するのはあくまでご本人です。地域の診療所の特性を把握し、各診療所の先生とのコミュニケーションや信頼関係も大切にしています」

地域全体がそれぞれ役割を果たしていくことも大切にしながら、丁寧に実践するのが、髙田さんのコミュニティナーススタイルです。

今、長年の思いを叶えた髙田さんは「ここにきて、やっと実現できた……」という大きな喜びを感じているそうです。

「地域に出て視野が広がりましたし、地域の人と関わるのがうれしく、楽しいんです。自分が行くことを喜んでくださるし、待っていてくれます。さらに、その人たちの傍らで口にはしなくても『今日は足腫れていないかな』などと見守れたり、体の異変を発見してどこかにつなげられたりすると、やりがいを感じますね。今、すごく幸せです！」

かつて「こんな歳だから」と話していた髙田さんは、今はもういません。年齢を理由にしていないのです。幸せそうな姿に私も刺激され、ものの見かたをさらに広げてもらいました。

私は、私。一人ひとりのコミュニティナースが、そう気づいて自分らしい実践を始める姿は、私の喜びの一つでもあります。

また、髙田さんは後進を育てることも視野に入れています。

「コミュニティナースが機能していくように動き、後につながるような道をつくっていくのが自分の役割だと思っています。コミュニティナースは必要だ、と認識してもらえるよう、励んでいきます」

このケースのように公的な病院が拠点になれば、地域全体を元気にしていく可能性を大いに広げられると思います。

さまざまな企画を生み出すアイデアマン！雲南市にＩターンした宮本裕司さん

〝攻めの保健室〟!?

登場するのは女性ばかりだなぁ、と思った人はいないでしょうか？

もちろん男性のコミュニティナースもいます！　雲南市で活躍している、愛知県田原市出身のミヤモトくんこと宮本裕司さん。とにかく明るい性格で、人当たりがよく、ワクワクすることが大好きで無邪気な（笑）男性です。

大学進学のため上京し、子どもの教育について学ぶうちに「これからは世代間交流が重要なのではないか。子どもは子どもの施設、お年寄りはお年寄りの制度、障がい者は障がい者という形で縦割りに分断されているけれど、本来は関わり合っていけるはず」と考え、暮らしに関わる福祉に興味を持ってまずヘルパー２級を取得しました。

その後、彼はデイサービスで３年間勤務します。仕事中、ある高齢者が倒れてしまったことがターニングポイントになりました。「自分には医療的な知識が不足している。

人と関わる仕事をしているのに、今の自分の力では命を守ることができないぞ」と、一念発起して看護師になったのです。

病院に5年間勤務し、呼吸器科や脳神経外科、ターミナルケア（終末期医療）、退院支援の経験を積み、もっと暮らしの近くに行こうと訪問看護師に転職しようとしていたころ、Ｆａｃｅｂｏｏｋでたまたまコミュニティナースを知ったそうです。

「自分が20歳のころからやりたかったこと、まちで人と人との関わり合いに働きかけていく活動は、まさにこれだ！　これしかない！」

そんなインスピレーションを感じ、「コミュニティナースプロジェクト」の第1期を受講してくれました。

受講中は、全力で「楽しいです！　僕のやりたかったのはこれです！」といつも言ってくれて、「僕はコミュニティナースをやります」とハッキリ話していました。私は（迷いのない人だな）と思ったことを覚えています。

「こんなことをやろう！」と次々にアイデアがあふれ出てくるところも印象的でした。

修了後は、東京に戻り訪問看護の仕事をしながら、個人活動としてコミュニティナースをすることからミヤモトくんの一歩は始まりました。

「健康にそこまで意識は向いていなくて後回しにしている人たちって大勢いますよね。彼らにとって、健康面のちょっとした困りごとを相談できる相手になるにはどうするかを考えたら、建物のなかでじっと『健康相談を受けます』と待っているよりも、自分から行くほうが僕はいいなと思ったんです。全国には誰もが気軽に立ち寄って相談ができる『まちの保健室』がありますけど、僕の場合は〝待ち〟ではなく〝攻めの保健室〟という感じで（笑）」

ミヤモトくんはそう語って、あっという間にまちへ飛び出して行きました。

彼はアイデアマンで、イベント企画が得意なのを生かし、まずはある大学のお祭りで屋台を曳き、人々と交流しました。「ふだん出会えない人にどうやって出会っていくか。出会いのハードルが低いものは、お祭りや食だな」と思ったそうです。

彼に声をかけたのは私でした。島根に血縁はないけれど、彼の受講中の生き生きした姿が印象的で、彼だったらきっと喜ばれるだろうなと思って「やってみない？」と声をかけました。「自分が好きなことができる」と興味を持ってくれて「ぜひお願いします！」と返事をくれ、２年間勤めた訪問看護の仕事を辞め、２０１８年5月に雲南市へ移住したのです。

地域に「色づけをする」さまざまな動きかた

彼の所属先は、自治体が管轄する地域おこし協力隊ではなく、まちの人や自治体、民間企業とも柔軟に手をつないでいけるような形態を模索するために、第2章に出てきた『おっちラボ』の所属になりました。『おっちラボ』の小俣はこう話しています。

「自治体の所属でも完全な個人でもなく、中間的な、ある意味で自由になる組織に所属することでコミュニティナースの価値を最大化できると思います。自治体の場合は制度による制約が多少はあります。中間にいる組織に所属すれば、ほかの地域にも行きやすいし、きっといいだろうと、『おっちラボ』がよくない？　という話になりました」

現在、市の全域を担当するのではなく、ベースとなる担当地域をもち、地域の交流センターに出向する形で勤務しています。受け入れでは、まず雲南市役所側から地域自主組織に話をしてもらい、調整に尽力いただきました。

ミヤモトくんは新市地区の担当になりました。雲南市でもまちなかにあり、家々が密接しています。人口は約５００人で、高齢化率は38・３％です。

もう一人、市の中心部から最も遠く、車で40分ぐらいかかる中山間地域・波多地区にもコミュニティナースが入りました。

両地区とも、コミュニティナースを受け入れやすい地区として候補に挙がり、事前に地区の代表者と話したところスムーズに理解をしていただき、導入が決まりました。

入って1年目なので、まだニーズを探っている時期ではあるものの、ミヤモトくんは担当地区である地域自主組織の事務局の人から「自由にやっていい。新市地区だけではなくて、うちを拠点にほかの地区にも回ったほうがいいよ、そのほうが雲南市のことをよりよく理解できるから」と言われたそうです。活動を開始した後でどうなったかの評価をきちんとするようオーダーはあったものの、活動内容に指定はなかったのだとか。地区のみなさんの懐の深さを感じます。

彼は地域に入り、ニーズを探るなかであることに気づきました。

「地域の住民のみなさんは、健康というものが最優先ではないんだなと、改めて分かってきました。例えば、『農作物が猿にやられた』『明日の天気どうだろうな』『グラウンドゴルフ、明日優勝できるかな』といった感じで、日常生活にすでに組み込まれているものの優先度が高いんです。これでは僕が医療や健康問題を最優先にして接しても、あまり受け入れられない。そうであれば、例えばグラウンドゴルフに一緒に行って『帽子どうしましたか？』『あ、忘れてた、かぶろうか』といった会話でさりげなく熱中症予防をするほうがいいなって。やはり楽しさやその人の関心事、すでに優先度の高いものに乗っかって関わっていくと、すんなりと馴染めるんです」

そうしたニーズに寄り添い、かつ自分のやりたいこととも すり合わせようと、彼は「まちに会話が生まれるようなベンチを置こうか」「移動販売をする自転車マルシェはどうだろう」「コミュニティナースバーもおもしろいかも」などと考えました。

そのなかで地域の人々の誰もが参加できる形式で始めたのが、「マットス」。マットに重さの違うお手玉を投げて、点数を競ったり「役」を楽しんだりする、軽スポーツのようなゲームです。同時に「おしゃべり会」も開催し、対話を大事にしています。

「人と人の良好なつながりをつくるための楽しいきっかけづくりとして、今マットスを実施しています。それが結果として、幸福や健康につながればと。楽しいことをしていていつのまにか健康になったら、すごくいいですよね。さらにゲームのなかで助け合い、信頼関係も築けたらいいなと考えています」

郷原さんは僕にとって、コミュニティおじさん

ミヤモトくんのいる新市地区で、地域自主組織の役員をしている郷原剛志さんは、コミュニティナースを温かく見守る住民の一人です。会社員を定年退職してからは地域自主組織の事務局に入り、10年が経つという地元のキーパーソンでもあります。

郷原さんは、コミュニティナースの存在について、こう語ってくれました。

「雲南市は高齢化が進んでいて、地域全体が老老介護のような社会になっていくのは目に見えているんだよね。僕は宮本くんが来てから、地域の健康管理により目が向くようになって、地域にもっと踏み込んでいくようになりました。彼がいなかったら、(住民のことを)心配したとしても、訪問して話を聞くところまではいかなかったと思うんだよね。コミュニティナースはバーベキューでいえば、すぐ炭に火がつく着火剤みたいな役になんのかねえ。その火がずっと燃えていけばいいわけだから」

コミュニティナースをきっかけに、住民が住民を気にかけ、話を聞くようになる。彼に依存せずに地域が回っていくわけで、これは理想的なすばらしいことです。

新市地区では、住民に昼食の弁当を配る配食サービスがあり、配食ボランティアが配

達を行っています。これは、社会福祉協議会が地域自主組織に委託しているサービスで、住民の見守り機能を兼ねるねらいがあるといいます。

これにミヤモトくんが同行したところ、ある人が薬を処方されているけど飲み忘れている、ということに気づいたそうです。

「今まで誰も気がつかなかったことでした。コミュニティナースさんがいたからこそ分かったことがある。こうやって『コミュニティナースとはこういう存在なんだ』と住民側が体験から分かってくると、いろいろな人や組織が刺激を受け、健康に対してそれぞれが非常に積極的になる。宮本くんがいろんな人のモチベーションを上げとるんじゃないのかな」

郷原さんはこう評しています。

ミヤモトくんも、郷原さんたちの存在に助けられているといいます。

「今、住民のみなさんとウェイトトレーニングをする体操をやっていて、僕が最近担当に任命されたんです。参加者の3ヶ月ごとの筋肉量のデータを取って、健康づくりをお手伝いしています。郷原さんのすごいところは、以前は童謡の歌に合わせて体操をしていたんですが『ユーザーのニーズに合わせた企画をしないと！　こんなんじゃ男の人は来ないよ』とアドバイスをくださったこと。歌を昭和の歌謡曲に変えたら、参加者の半分以上が男性になって（笑）。

郷原さんは看護師ではないけれど、僕にとってのコミュニティナースの先輩。コミュニティおじさん、というんですかね。まちの人がどんなことが好きか、何が響くのかを知っていて、それをもとに形をつくっていく。郷原さんみたいな人を増やすのが目標ですね。郷原さんみたいな人が増えると、地域に喜ぶ人が増える、元気になる人が増える、関わり合う人が増える。そんなふうに思っています」

コミュニティナース側が与える・支えるのではなく、こうしてむしろ支えられるシーンがたくさんあります。彼が、専門職という存在というよりも地域で対等な関係を築いている証拠なのでしょう。

ミヤモトくんはコミュニティナースへの思いをこう語ってくれました。

「社会福祉協議会の方や保健師さん、地域づくりの担当者さん、商工会、教育といった医療福祉職以外の方など、地域のみんなが同じ認識を持って『じゃあ、どうやったら誰もが過ごしやすいまちになるか』と一緒に考えることができたらとてもおもしろいと思います。そういうスペシャリストをつなげるジェネラリスト（広範囲の知識を持つ人）が、コミュニティナースなのではないでしょうか。『地域づくりは未来の子どもたちのため』という目標を掲げて、地域をよくしたいという同志と一緒に、できることを少しずつやっていけたらと思っています」

クラウドファンディングで１０６２万円を達成！

２０１８年６〜９月、私たちは大きな挑戦をしました。雲南市と『おっちラボ』と『コミュニティナースカンパニー』で、ガバメントクラウドファンディングをしたのです。何に使うお金かというと、コミュニティナースの活動費です。

コミュニティナースの人件費を市の介護保険事業に頼るのではなく、ふるさと納税へ寄付を募るガバメントクラウドファンディングで資金調達を実施しました。ふるさと納税とは、自治体への寄附金のこと。個人が２０００円を超える寄附を行ったときに住民税の２割程度が還付、控除される制度です。

雲南市にとっても初めての挑戦です。65歳以上の介護予防だけを目的としない、幅広く自由な実践を可能にするために、使途をコミュニティナースのチャレンジに位置づけました。共感してくれる人から集まったお金で活動を行う可能性にかけたのです。

ふるさと納税の対象事業にするために、市役所職員が苦労され、頑張って議会に本案を通してくれました。みなさんから応援していただいていることを、十分に感じながらのスタートでした。ミヤモトくんはこう話しています。

「ふるさと納税は、寄附者が自治体とつながるだけではなく、寄附対象者に『これいいね』『この活動いいね』『うちにもちょっと来てほしい』と思ってもらえるようなＰＲもできます。いろんな人と手を組みながらやっていく形がおもしろいと思うんです。こういったやりかたでコミュニティナースをつくっていけたらいいなと思っています」

総力戦で声をかけ、みんなで走りながら、結果がどうなるかをドキドキして見守りました。

目標金額は８００万円。

結果は……、それを大きく上回る１０６２万１千円を達成したのです！　みんなで、震え上がって喜び合いました。

支援してくださった寄附者の人数は１４９人。大切に使わせていただこうと、気を引き締めました。

今後も継続してガバメントクラウドファンディングを利用していこうとは考えていません。模索段階ではありますが、ミヤモトくんは次のように話しています。

「今後僕は自分で生業をつくって、その生業をコミュニティナース活動にもできるような形にしていきたいですね。病院の看護師は、それはそれとしてすごく必要とされている存在です。でも、地域で生活リズムに合わせたコミュニティナースの収益モデルをたくさんつくっていければ、もっと潜在看護師が『地域に出たい』と思えるかもしれません」

未来を見据えながら、今日も全国各地で奮闘しているコミュニティナース。

ぜひ、自分にできることやしたいことを、あなたのまちで実践してもらえたらと考えています。

第 7 章

コミュニティの未来

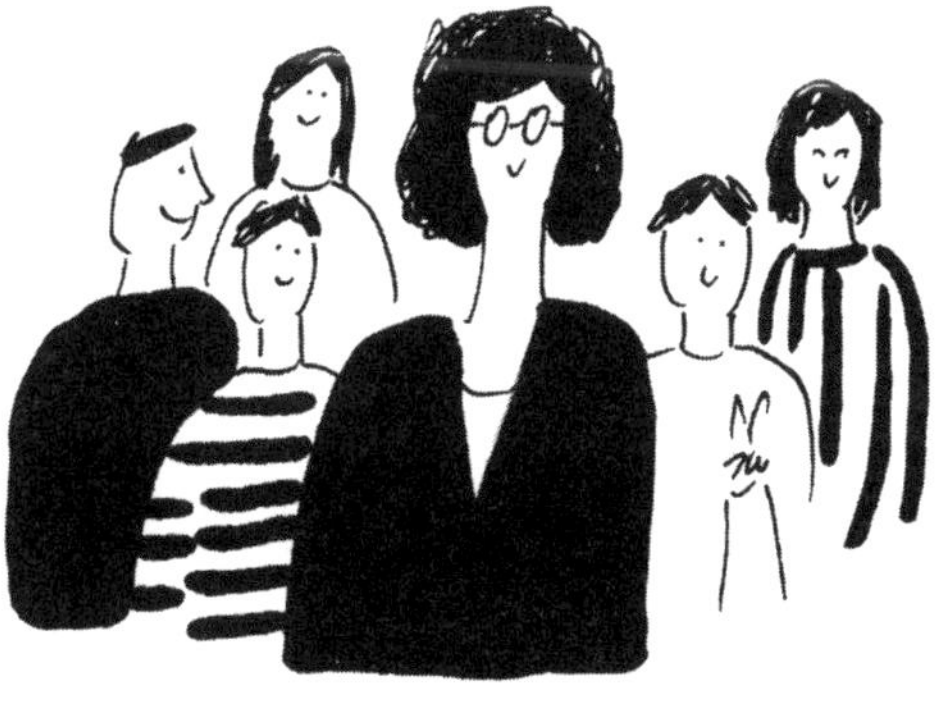

コミュニティづくりの大前提にいる「自分」

地域との向き合いかたは、結局は人との向き合いかた。それをありありと示してくれたのが、コミュニティづくりの専門家であり、『一般社団法人つむぎや』の代表・トモヒーこと友廣裕一さんです。彼は大学卒業後、「ムラアカリをゆく」と題して全国70以上の農山漁村を訪ね、各地の暮らしや仕事について学びました。東日本大震災以降は宮城県石巻市を中心に活動し、牡鹿半島の漁家の女性たちの手仕事から始める新たな生業づくりの事業「ＯＣＩＣＡ」をはじめ、全国各地で地域の人たちと場づくりやものづくりを行っています。奈良県庁のフクちゃんや『ＪＲ東日本』の一木さんを紹介してくれたりと、いつも力になってくれている仲間です。

「コミュニティナースが人との関わりかたを学ぶなら、この人から学びたい！」

そう思って第1期から「コミュニティナースプロジェクト」の講師を務めてもらっています。彼は、コミュニティづくりの大前提を次のように語ります。

「自己犠牲が前提にあると、長く続きません。自分という存在を活動の軸に置かずに、誰かのためだけにプロジェクトを起こそうとすると、消耗していくんです。だから自分のなかにもともとあったり、やりとりのなかで生まれる『やりたい』といった前向きな気持ちに目を向けるのも大切だと思います。そのうえで、ケアする人とされる人ではない、1対1の関係を築いていきます」

第5章でも紹介していますが、自分を軸に置くためには、個人の「情熱・関心」と「地域に求められる期待や役割」が重なる部分を探ります。

「自分の関心ごと、好きなこと、広めたいことは何ですか。そのなかでほかの人から必要とされること、感謝されること、喜んでもらえることは何でしょう?」

これは活動でちゃんと自分自身も大切にする要素を自覚していくために行います。

「一方で、嫌いなことやなくしたいことは何ですか。そのなかで、自分の行動を通して少しでもなくしたり、小さくしたりすることができることは何でしょう?　これだけをすると自分自身が消耗してしまう可能性のあるものです」

「ポジティブな気持ちや、ネガティブな気持ちになったことは何?」

「あなたの心が動くアクションは何?　自分も社会もうれしいアクションとは?」

「コミュニティナースプロジェクト」では、こうした問いかけで、自分の内側を何度も探り、トモヒーの言う自分という存在を活動の軸に置くためのチューニングをします。

活動や人間関係づくりのコツ

トモヒーはこうも語っています。

「実際に動くときのポイントは、自分のエネルギーで形にするのではなく、地域の人のエネルギーで、困っていた人も何かやりたいと思っていた人もうれしくなる形をつくることです。例えば、料理が得意なおばあさんがいて料理をふるまいたい場合、自炊できずにコンビニのご飯ばかり食べている人とつないだり、公民館など誰でも来れるような場を設けるなど。おばあさんや地域の人の力で物事が進むように、まちの人も〝コミュニティナース的おせっかい〟を楽しく進める計画をしていきます。このように自分で大きなエネルギーを使わなくても済む方法にするんです。いい意味で〝省エネ〟で進めないと、さまざまなことを進められないし、『自分がいないと回っていかない場』ばかりが増えてしまうからです。

人は与えられるより、与えることのほうが喜びを感じられる生きものだと思っているので、仮にコミュニティナースがやりすぎてしまうと、地域の人が幸せになる機会を奪ってしまう可能性があるとも言えます。人が『ありがとう』と言われたり、自己肯定感を感じたりできるよう、何でも自分でやってしまわないことが重要です。

そうすれば、立場や役割がないような人が活躍できる場や機会をつくることができます。一人が地域の１００人を見るよりも、５人を見ることができる人が20人いるほうがいいですね。コミュニティナースの活動がそういうふうになるきっかけになれば、地域の人が幸せになると思っています」

各地で何千人もの人と関わり、関係性を築いてきたトモヒーの言葉は、実践に裏付けられた真っ直ぐさがあります。私が彼に出会った２０１５年から、彼の人との関わりかたは一貫しています。

自己犠牲をせず、自分にとっても〝省エネ〟の実践をすること。コミュニティナースは、周囲をハッピーにしながらも自分も大切にする生きかたのバランスを探る実践とも言えます。

これまでそういう経験をしていない人は、むずかしく感じるかもしれませんが、トモヒーはバランスを取るにはアクションをすることが重要だと話しています。

「旗揚げは大変なことですよね。とくに医療職の場合、自分から何かを始めたり立ち上げたりする経験をしたことのない人もいるでしょう。小さくてもいいから始め、間違ってもいいからやってみることが大切です。始めれば、あとは改善・修正していくプロセスになる。地域にあまり響かなかったら軌道修正すればいいんです。それを繰り返していれば、いつかちゃんと、自分も地域も気持ちいいバランスをつかめます」

トモヒーのこの考えかたにも通じるのですが、私はコミュニティづくりの現場では、方法論として有名な「PDCAサイクル」が必ずしも適しているとは言えないと考えています。PとはPlan（計画）、DとはDo（実行）、CとはCheck（点検）、AとはAct（改善）のこと。

なぜなら「PDCAサイクル」は、事前に「計画」が立てられないと行動できないからです。コミュニティづくりは、最初からすべての材料を予想したり揃えたりすることはむずかしく、人の集合体に関わる行動なので、非常に動的です。

じゃあ、どうするか。代わりに使うのが、「IDCAサイクル」。I、つまりIdea

（アイデア）から始めます。綿密に計画するより、コミュニティづくりにおいては効果的な方法です。

まずは小さく始めてみる。そのとき「関わる人たちがよい関係性で実行しているか」に目を向けます。私は、お互いを信頼して好きだと感じる心の密度を、「人好密度《じんこうみつど》」と呼んでいます。

「人好密度」が高まるように、本音は言えているか？　出番がなくて尻込みしていないか？　ということに関心を向け、自然と声をかけたり頼ったりしながら、誰もがちゃんと〝関わりしろ〟が持てるように関わります。

そうすると、自然に「みんなで振り返ろう！　改善しよう！　もう一度やってみよう！」というよいサイクルが回り始めます。

コミュニティナースが出会うのは〝患者〟だけではありません。エリアによって特徴はありますが、実に多様な人たちです。病院であれば何かしらの不調がある人しかいませんが、まちには健康な人もいればそうでない人もいます。

そういう人たちと出会うとき、私は気をつけていることがあります。

人は「看護師＝白衣を着ている人」というイメージを持っているように、「この人はこういうタイプだ」など、何かしらのイメージを固めて人と接するところがあります。例えば、一度「この人は血圧を測ってくれる人」「健康相談をする人」と思われると、そのイメージに固定され、それ以外の活動をする際に枠から出にくくなってしまいます。

ですから、初期のうちにその印象を調整するのです。

「コミュニティナースプロジェクト」の修了生には、「看護師です」と話す関わりかただけでなく、「みなさんと何を一緒にやったら楽しく元気になっていけるか、ご一緒しながら探る活動をしていけたらと考えています」と話している人もいます。

そのほうが、専門家とその対象者という関係性ではなく、友達のようなフラットな関係性を築きやすい・相手の興味や関心を引き出しやすい・医療領域以外の人たちと共に幅広い活動ができる、などのメリットがあります。きっかけとして対象者の動線にのっかり、日常的な接点をとり、そして関係性を築くのです。

次に「つぶやきを拾う」ようにしています。その人の困りごとのほか、「〇〇をやっていきたいんだよね」「こういうことが得意だよ」といった声を拾っていきます。

これは、やたら傾聴して相手を理解するのではありません。住民の声に積極的に耳を傾けますが、関心を寄せた質問などをしてそのつぶやきを引き出します。

とくに高齢者には我慢強い人が少なくありません。「大丈夫、大丈夫」「私はとくにしたいことなんてないよ」という言葉と本心は必ずしも一致していないこともあります。関心を向けて観察し、コミュニケーションを取っていくと、不安そうな表情や仕草など言葉ではないつぶやきも拾うことができます。


つぶやきを拾った後のコツとして、あるコミュニティナースは「つなぎ役になる」と話していました。特定のジャンルに詳しい人などにつなげることで、事態を大きく改善できることがあるはずです。出会っていなかった人たちを結び、新たな化学反応を起こすきっかけをつくり、人間関係を構築していくのもオススメです。

また、「地域のお世話役になっているキーパーソンの〝孫ポジション〟になる」という意見もありました。適度に頼られたり、お願いされたり、感謝されたりすると、人はうれしいものです。「自分一人が頑張らなきゃ！」と気張るより、周囲の力を適度に借り、孫のように「手伝ってやるか」という気持ちになってもらえる溶け込みかたも、場合によっては双方にとってハッピーではないでしょうか。

看護師以外の人も「コミュニティパーソン」に！

現在までの「コミュニティナースプロジェクト」では看護師であることを受講の基本条件にしていますが、必ずしも「看護師でなくてはならない」とは考えていません。社会実験をスタートしたところなので、コミュニティナースの定義が更新されていくかもしれません。最近では医師やエンジニア、ゲームのクリエイターなどからも、コミュニティナースのコンセプトを学ぼうとする人が出てきています。

一つ例を挙げると、雲南市では『コミケア』のリハビリテーション担当の作業療法士が「コミュニティナースプロジェクト」を受講しました。

雲南市で、コミュニティー・ベースド・リハビリテーション（CBR）に実験的に取り組み始めていて、その一環として「コミュニティナースについても知りたい」と受講してくれたのです。CBRとは、病気になった人が自宅療養をしながらどこかの施設にリハビリテーションに通うのではなく、地域で多様な関わりを得ることによって地域でリハビリテーション効果を広げていく取り組みです。海外では実施されていて、日本では初めての取り組みだとか。

地域で人の暮らしに関わっていれば、看護師免許を持っていなくても「いいおせっかい」ができる人はいます。信頼している人にそういう「いいおせっかい」をしてもらえたら、どんな人もうれしいもの。

それは小さなコミュニティナース状態、つまり「コミュニティパーソン」です。第4章で紹介した山添村のガソリンスタンドスタッフのユウちゃんや、第6章に登場した雲南市の住民・郷原さんも該当するでしょう。「コミュニティパーソン」がいれば、きっといい循環が広がっていくはずです。

私は、そんなふうに看護師以外の人から、コミュニティを支える「コミュニティパーソン」「コミュニティマネージャー」「コミュニティセラピスト」などが出て、将来的に地域に増えていったらいいなと考えています。

「コミュニティパーソン」のまちって、ないだろうか？

それを見てみたくて、私は視察に行くことにしました。

スペインのまちのコミュニティ「美食倶楽部」

行き先は、なんとスペイン！

なぜこれを求めたかと言えば、私のなかに小さな違和感が生まれ始めていたからです。

人の健康や暮らしを豊かにすることは、輪郭がぼんやりとしていてあいまいで、ほとんどの人にとって〝無意識な〟ものです。例えば、「こういう健康に向かうためにこれを食べよう」などと、健康を強く〝意識〟している人ばかりではありません。

健康や暮らしを豊かにすることと同様に、病気になっても生きていくイメージを持って暮らしている人も、そう多くはないでしょう。

例えば、病気が発覚したときに「なんで病気になったんだ！」と憤りを感じる人もいます。でもそれは、自分の健康について他力本願になってしまっているとも考えられるのではないでしょうか。

「検診さえ受けておけばＯＫ」と受け身でいればいいのではなく、本来「健康でも、病気になったとしても、どう生きていくか？」という部分は自分にまかされているのです。

だからといって、健康を〝意識〟していない一般の人に向けて、ただ〝意識的に〟させていく啓蒙をすればいいのでしょうか。

コミュニティナースの多くは、活動として人の健康や暮らしに〝意識的に〟関わっていきます。とくに仕事となると、やればやるほど、成果の見える化や成果を出す期間が決められがちで、やや無理やり感のある動きにならざるを得ないと感じていました。

もちろんコミュニティナースは各地で求められていますし、必要な活動であることは確信しています。しかし、私はこうも思ったのです。

（これって、少し不自然な感じもするなぁ……。結果を出すことや住民に〝意識〟の変化を起こす活動だけでいいんだろうか？）

スペイン行きに誘ってくれたのは、トモヒーでした。彼は、食を通じたまちづくりをテーマに現地を視察予定で、話を聞いて私はピンときました。

（食文化が定着しているまちでは、自分の暮らしを〝無意識に〟豊かにする何かが行われているかもしれない！）

こうして私はスペイン北部のバスク地方にあるサン・セバスチャンを訪れました。「美食のまち」として世界的に知られる都市です。

そして、一生モノとも言える感動体験をします。私にそれをもたらしてくれたのは、サン・セバスチャンの男性限定コミュニティであり秘密結社の「美食倶楽部」です。

「え、医療・福祉系の視察じゃないの?」と思う人がいるかもしれません。

サン・セバスチャンは港町で、基本的に男性が海へ漁に出て、女性が家庭を守っていたため、家庭での女性の力が強いエリア。そんな背景から男性が居場所を求めたのか、19世紀の終わりごろから男性が集う「美食倶楽部」が町内ごとに複数できていました。

男性限定であるうえに、なんとメンバー2〜3人の推薦がないと入ることができない会員制で、メンバーたちが認めれば参加が許されると言います。

そういうコミュニティ形成により、人間関係などのトラブルが起きにくい設計にもなっています。喧嘩のもとになりやすい政治やサッカーについて話すのはルールで禁止。信頼し合い、大切な友人関係を築き、お互いのことをよく知る間柄になっています。

「友人を大切にする」という喜びのもとで

メンバーの男性たちが何をしているかというと、あるサロンに自由に集まり、その日に食べたいものを料理し、飲み食いしています。それもとっても楽しそうに(笑)。

例えば「今回は〇月〇日に、この5人のメンバーで集まろう」と決めたら、「美食倶楽部」が持つサロンを予約します。利用時には集まって料理をしたり、お酒を飲んだり、トランプに興じたりして、バスク人が善としている「友人を大切にする」という喜びのもと、共にする時間を楽しむのです。

ここに足を運ぶことが、彼らの元気の秘訣なのだといいます。

サロンの家賃や光熱費、そこに常備されている基本調味料、食器代、ワイン代、掃除費などは、メンバーが支払う会費や参加費で運営されています。自治体からの支援や補助金は受けていない民主活動で、会費は各「美食倶楽部」によって異なります。

私はまず、会費制により自分たちで運営していることに感動しました。

男性たちは、とくに健康のことを考えていません。彼らに「元気に、健康になろう」「互助しよう」「おせっかいしよう」といった〝意識〟はなく、「楽しいから」営んでいます。「元気で楽しく生きていくこと」に主体的なのです。

さらに驚いたのは、みなさんがコミュニティパーソンと言える状態だったこと！

「美食倶楽部」に所属している90歳のおじいさんに出会いました。聞けば、60〜70年も所属しているといいます。足が弱っていて認知症でもありましたが、ハンチング帽をかぶっていて、おしゃれでかっこいい男性です。

「美食倶楽部」のみなさんは、敬意を持って彼に接していました。病人扱いをするのではなく「友人として」彼に接しています。「歳を重ねることはかっこ悪いことではない、むしろイケている」という雰囲気すらあります。

彼を受け入れているのはケアの専門家ではなく一般の人たち。食を通じておじいさんのことをよく知っているからこそ、できることです。きっと病気の前から接していたのと同じようにしているだけなのでしょう。

メンバーには医療の専門家もいました。でも、彼らは決して専門家としてそこにいるのではなく、ちょっと医療に詳しい友人として存在し、必要に応じて考えかたや情報をさらっと伝えていました。まさに、ただの友達です。

私は大きな感動をおぼえました。健康を意識してではなく、〃無意識的〃に、とても自然に受け入れることができているのです。

日本では、病気になると病人・弱き者扱いをされ、施設へ入れられて分断されたり、医療の専門家のサポートが始まったりします。でも、長きにわたってこういう関係性をつくれたら、コミュニティナースをつくらなくても、その人も周囲もとても幸せで、無理矢理感がないのです！

ここでは病気が社会に公開されていて、健康な人が病気を持つ人に触れる機会もあります。つまり、病院のなかが社会化されている状態。一人ひとりがゆるやかな自己責任のなかで、元気でより豊かに生きることに主体性を持っています。こういうコミュニティのメンバーこそがコミュニティパーソンではないでしょうか。

「生きかたがかっこいいし、美しい。理想的だなぁ！」

私は、「美食倶楽部」にはコミュニティナースの現状に足りていない要素があるように感じました。

「美食倶楽部」は食というテーマでのサロンという場であり、男性のみという限られたコミュニティです。日本では近いことができないのでしょうか。

（日本の文化的背景から、集まってコミュニケーションをとる価値がある文化とは何なのだろう……。お金を出してでも継続的にコミュニケーションをとる理由になる要素は何だろう？）

私は「日本の社会にこういう世界が広がっていったら」と願い、考え続けています。

コミュニティパーソンの大先輩、品川宣子さん

日本にも、コミュニティパーソンのすばらしいロールモデルがいます。

雲南市在住の品川宣子《のりこ》さん。元・幼稚園教諭、現在50代の女性です。

出会ったのは、私が二つ目の大学に通っていたとき。

品川さんは雲南市田井地区の地域自主組織の主事として、地域の住民の暮らしの動線でさまざまなお世話をしていました。具体的には、地域のイベントや高齢者のサロンの手伝い、高齢者の見守り、子どもが放課後に立ち寄る場づくりなどを行い、地域の人たちをいつも気にかけて「大丈夫？」と声をかけていたのです。

出会って親しくなるうち、私は「この人、すごい！」と思いました。

理由は、主事としての彼女も、まちで人に挨拶している彼女も、家族に接している彼女も、すべてが同じ立ち居振る舞いで一貫していたから。

当時の私はコミュニティナース活動を始めていましたが、出会う看護師のほとんどは「病院にいるときだけ、看護師」という人でした。「仕事の時間だけ、看護師」で、まちに出たとたんにおせっかいはやらないのです。

だから品川さんのそうした姿勢に共感し、敬意を抱くようになりました。

品川さんに話を聞くと「だって、喜んでもらいたいじゃない？　私がそれをしたいのよ。休んでもいいし、無理しなくていいの。自分なりにおせっかいを焼けばいいの」と言います。気持ちのいいおせっかいを焼き続けているのに、無理をしていないのです。

私は「そういうことだよね！」と思いました。

品川さんを紹介してくれた私の親友も、「品川さんにいつも気にかけてもらうことで精神的に救われている」と話していました。

親友は頑張り屋ゆえに強がるときがありましたが、品川さんはそれもお見通しで、「頑張っているね、疲れたらいつでも言ってね」とまるで母親のように微笑んで声をかけるのです。適当にやり過ごすために言うのではなく、「その人は力を持っている。いろいろな経験をしながら、きっと分かっていく」と信じ、長い目で見て関わっているのが分かりました。

最も印象的だったのは、品川さん自身が「人は不完全で、弱いからこそいい」という大きな経験をしていることでした。

真面目な人は、一所懸命やればやるほど『自分が一人で頑張らなきゃ』となっていくところがあります。品川さんも幼稚園勤務時代にそういう時期を経験し、ふさぎこんでプチうつ状態になりかけたことがあったそうです。

そこで「自分で全部をやるのは無理だわ」と悟り、人に頼るようにしたら、人生が変わっていったそうです。

例えば、「私、〇〇でとても忙しいんだけど、うちの子どもたちに旬の里芋を食べさせたい」と言うと、里芋を畑から採っておいてくれる義母や、里芋の皮むきをしておいてくれる義祖母などが実際に現れました。

「そんなの図々しい」と思いますか？

かつての品川さんもそう思う一人だったのです。でも、すべてを自分一人だけでやることの限界を感じ、自分の弱さを認め、家族や地域の人たちと信頼関係をつくったうえで頼れば、結果的に人が力を発揮して助けてくれることを学んだと言います。自分の弱さをさらけだし、周囲に受け止めてもらう勇気さえ出せば、少ない力でやりたいことが達成できて、そこで得た余裕を使って別のところに愛情を注ぐことができるのです。

肩に力をいれるより個人として自然に存在している、品川さんのようなコミュニティパーソンが増えたらいいなと感じています。

スペインの「美食倶楽部」と、品川さんのケースを通して伝えたいのは、専門家か否かにかかわらず人がそれぞれの立場で力を発揮し、地域の日常でより元気に楽しく生きていく人が増えていく世界です。

そうなるためのプロセスは一つではなく、地域や本人の立場、環境によって十人十色。それに時代も変化していくわけですから、なおさらです。

十人十色の実践が〝新しい当たり前〟をつくっていくのでしょう。

活動が微力ながらもこうして広がりつつあり、「ニーズがそこにある」と実感しています。

何かを始めようとしている人には「自分たちもやっていこう」、すでに活動している人には「このまま自信を持ってやっていこう」と、何かのきっかけにしてもらえたら、こんなにうれしいことはありません。

あなたの「あったらいいな」という〝新しい当たり前〟は何ですか？

何のために、どのような未来をつくっていきましょうか。

さぁ、始まり、始まり！

おわりに

もしも、私のこれまでの体験や出会いが違ったものであったなら、コミュニティナースとしての歩みはなかったように思います。

子どものころからこれまでに出会ってきた本書に登場した人たちが、今の私をつくってくれました。

見よう見まねで始めたコミュニティナースという取り組みに、思いがけず全国各地のさまざまな人が共感し、実践の輪が広がりました。実践を始めた人から「まさか、こういう自分になるなんて思わなかった」と言われるようになり、ふと思いました。「それは私もだ」と（笑）。

こうやって人との出会いや体験で自分も社会も〝更新〟されていくのですね。

これから、コミュニティナースに関わる人たちによってコミュニティナースというコンセプトも〝更新〟されていくでしょう。

私自身、この10年がそうだったように、今後の10年の見通しは立っていません（笑）。

本書の制作中に第四子が誕生し、制作チームのみなさんにご迷惑をおかけしながらの執筆で、まさに予測不能の進行でした。

でも、少しでも「今、最適解」と思えることを積み重ねて、想像していなかったような未来をみなさんと一緒に見ることができたら、おもしろそうだなぁ。そう思っています。

制作チームの小久保よしのさん、坪根育美さん、中村未里さん、ひがしちかさん、ヤマグチカヨさん、早野隼さん、本書で自らの体験を話してくれたみなさん、本書にお名前が登場していないものの制作に協力してくれた堀田聡子さん、山崎光彦さん、香本なぎささん、コミュニティナースに賛同・協力してくださっているみなさん、素敵なコミュニティナースたち、愛にあふれる友人・知人、愛する息子たち、家族。

そしてそして、最後まで読んでくださったあなたへ。

ありがとうございました。これからもよろしくお願いします。

2019年1月

矢田明子

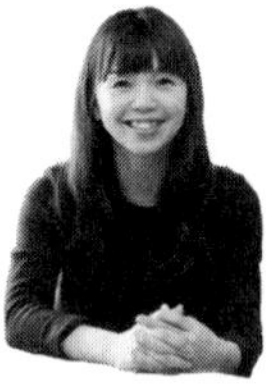

矢田明子

島根県出雲市出身。
Community Nurse Company株式会社代表取締役、
株式会社Community Care 取締役、
一般社団法人 Community Nurse Laboratory 代表理事。

2014年島根大学医学部看護学科を卒業、人材育成を中心に事業を運営する『NPO法人おっちラボ』を立ち上げ。

雲南市が主催する課題解決人材育成事業「幸雲南塾」で地域に飛び出す医療人材によるコミュニティづくりを提案。

2016年5月より「コミュニティナースプロジェクト」でその育成やコミュニティナース経験のシェアをスタート。

2017年にCommunity Nurse Company株式会社を設立。

同年12月、『日経WOMAN』より「ウーマン・オブ・ザ・イヤー2018」を受賞。

http://community-nurse.jp

コミュニティナース
まちを元気にする“おせっかい”焼きの看護師

発行日／2019年2月01日 第1刷発行
2021年8月16日 第2刷発行
著者／矢田明子
発行者／小黒一三
発行所／株式会社木楽舎
〒104-0044 東京都中央区明石町11-15 ミキジ明石町ビル 6階
電話／03-3524-9572
http://www.kirakusha.com
印刷・製本／開成堂印刷株式会社

落丁本、乱丁本の場合は木楽舎宛にお送りください。送料当社負担にてお取り替えいたします。

本著の無断複写複製（コピー）は、特定の場合を除き、著作者・出版社の権利侵害になります。

定価はカバーに表示してあります。

@Akiko YATA 2019 Printed in Japan

ISBN 978-4-86324-134-3

本書の第2刷の一部は学生による全国ぶっこミプロジェクトのクラウドファンディング
「全国の看護学校にコミュニティナースの本をぶっこミたい！」によって、全国の看護学校に届けられます。
ご支援いただいた皆様に厚く御礼申し上げます。
https://camp-fire.jp/projects/view/426718